U0233128

肝移植视角下的
肝胆胰解剖

主　审：李　立　冉江华
主　编：高红强　陈　刚　张升宁
副主编：李志强　王冬冬　帕成周　李镜锋　赵英鹏

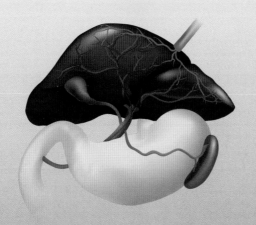

電子工業出版社·
Publishing House of Electronics Industry
北京·BEIJING

图书在版编目（CIP）数据

肝移植视角下的肝胆胰解剖 / 高红强，陈刚，张升
宁主编 . -- 北京：电子工业出版社，2024.6
    ISBN 978-7-121-47784-3

    Ⅰ . ①肝…　Ⅱ . ①高…②陈…③张…　Ⅲ . ①肝疾病
– 外科手术 ②胆道疾病 – 外科手术 ③胰腺疾病 – 外科手术
Ⅳ . ① R656

    中国国家版本馆 CIP 数据核字 (2024) 第 088737 号

责任编辑：王梦华
印　　刷：北京利丰雅高长城印刷有限公司
装　　订：北京利丰雅高长城印刷有限公司
出版发行：电子工业出版社
    北京市海淀区万寿路 173 信箱　　　　　邮编：100036
开　　本：889×1194　　1/16　　印张：14.25　　字数：260 千字
版　　次：2024 年 6 月第 1 版
印　　次：2024 年 6 月第 1 次印刷
定　　价：150.00 元

凡所购买电子工业出版社图书有缺损问题，请向购买书店调换。若
书店售缺，请与本社发行部联系，联系及邮购电话：（010）88254888，
88258888。

质量投诉请发邮件至 zlts@phei.com.cn，盗版侵权举报请发邮件到
dbqq@phei.com.cn。

本书咨询联系方式：QQ 375096420。

编委会名单

主　审

李　立　昆明市第一人民医院
冉江华　昆明市第一人民医院

主　编

高红强　昆明市第一人民医院
陈　刚　昆明市第一人民医院
张升宁　昆明市第一人民医院

副主编

李志强　昆明市第一人民医院
王冬冬　昆明市第一人民医院
帕成周　昆明市第一人民医院
李镜锋　昆明市第一人民医院
赵英鹏　昆明市第一人民医院

编　者
（按姓氏拼音排序）

曹　俊　昆明市第一人民医院
褚　光　昆明市第一人民医院
何玲华　昆明市第一人民医院

何粤川　昆明市第一人民医院

胡宗强　昆明市第一人民医院

江　杰　昆明市第一人民医院

李　宽　昆明市第一人民医院

李云冬　昆明市第一人民医院

刘凯敏　昆明市第一人民医院

刘其雨　昆明市第一人民医院

刘双飞　昆明市第一人民医院

罗　丁　昆明市第一人民医院

宋书贤　昆明市第一人民医院

唐　蝶　昆明市第一人民医院

王　帆　昆明市第一人民医院

王冲林　昆明市第一人民医院

杨　斌　昆明市第一人民医院

殷剑雄　昆明市第一人民医院

于　璐　昆明市第一人民医院

余杰琦　昆明市第一人民医院

张　翔　昆明市第一人民医院

赵雄齐　昆明市第一人民医院

周　凯　昆明市第一人民医院

序　一

在整个腹部外科领域，肝胆外科所针对的靶器官主要是实质性脏器。这些实质性器官彼此之间及其内部脉管结构之间有着紧密且复杂的解剖关系。在复杂的空间内切除并重建这些实质性脏器的功能，常常比腹内空腔脏器更为复杂而困难。

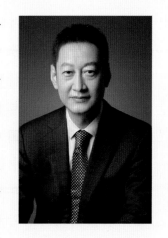

外科手术史上的一些标志性进步与解剖学的诸多重大进展息息相关。近年来，"膜"概念的提出，使肝胆外科医生对腹内各实质脏器间的相互关系及其内部脉管的空间位置关系有了全新的认识。现已明确，膜是隔绝组织与器官的解剖屏障，其与邻近器官或组织之间形成的解剖间隙，是天然的损伤出血少而又便捷的手术入路，使以往复杂而困难的肝胆胰手术变得更为精准、微创。

《肝移植视角下的肝胆胰解剖》一书的作者，以器官移植手术的供肝、供胰为蓝本，通过精细的无损于受体的供器官解剖，完整而清晰地呈现了肝脏、胰腺的诸多重要的膜解剖结构，尤其是把一些常规手术无法充分暴露的膜解剖结构，如肝脏的"四板""六门"等做了多视角多景深的展示，为读者充分准确理解及实践应用提供了极有价值的借鉴。在微创和精准外科理念日益普及的当下，本书的出版，定会对众多的肝胆外科同行有所裨益。

本书作者高红强教授学养深厚，除了突出的日常临床业绩，还承担了多项科研课题，带领团队年轻医生做了大量卓有成效的基础性研究工作。我与高红强教授学术上多有交往，深知他学识广博、治学严谨，我很荣幸能为同道们推荐本书。

王志光

序 二

近十年来，国内的肝移植领域发展迅速，多项技术已经达到了世界先进水平。这离不开国内各个移植中心的同仁们对这门学科独特的执着与热爱。昆明市第一人民医院肝胆外科团队在肝移植领域不断开拓进取，进行了多项相关技术的探索，在国内享有盛誉。他们开创的器官捐献的"昆明模式"，为中国的器官移植事业做出了重要贡献。

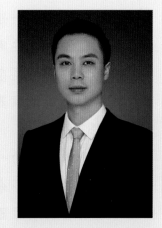

该团队中的青年骨干高红强教授慎思笃行、治学严谨，近年来在国内肝胆外科及肝移植领域崭露头角。他借助肝移植的平台优势，带领年轻医生在多年肝移植临床实践中完成了大量供肝修整及病肝解剖的积累，编著了这本《肝胆胰视角下的肝胆胰解剖》。本书汇聚了肝移植术前、术中各个环节所涉及到的腹腔脏器解剖，构思巧妙，内容新颖，具有较高的原创性。

本书展示了大量珍贵的临床病例、动物标本的解剖图片，同时配以详尽的文字说明。书中很多解剖结构在常规手术中难以见到，比如肾上腺血管、腰动静脉、腹腔干、肠系膜上动静脉、Makuuchi 韧带等，通过肝移植的宏观解剖理念，可以获得腹部手术的大局观，对腹部外科各亚专业的手术都大有裨益。希望该著作的出版能提高医学生及普外科、肝胆外科医生对腹部外科解剖的系统认识。

前　言

外科手术的精髓在于寻找解剖间隙。大家都熟悉庖丁解牛的故事。那么，如何才能游刃有余——那是因为以无厚细入有间。"有间"，就是天然存在的解剖间隙，与"膜解剖"的概念异曲同工。本书所要呈现的内容正是围绕着这一理念展开的。

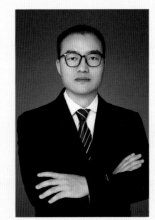

肝移植所涉及的器官及解剖颇为复杂；但经过灌注后，解剖层次更为清楚，有利于辨识学习。年轻医生通过供肝获取、供肝修整、病肝解剖等可以积累宝贵的实践经验，大大缩短常规手术向疑难复杂手术过渡的学习曲线。在解剖过程中，我们对同一结构进行多维度的展示，为读者提供全新的视角。

为了体现肝移植对学习解剖学的价值，我们把人体肝移植及大鼠肝移植所涉及的关键解剖结构都一一详细展示。宏观解剖和微观解剖相互对比，可以加深学习者对腹腔脏器的理解；同时，通过动物实验精细的操作，可以练就精湛的显微外科基本功。

本书从构思到出版历时 4 年多。我们虽然收集了大量图片素材，但对于博大精深的肝胆胰外科解剖学来说，我们所做的工作也只是杯水车薪，无异于盲人摸象。从眼睛看到的图片到脑海中合成的图像，再到解剖最真实的样子，它们之间的距离无限接近而又无法绝对融合，这也恰恰是解剖学研究的意义所在。

感谢王宏光教授与郑璐教授执笔作序，为本书增光添彩，荣幸之至！感谢所有为此书做出贡献的老师及同学！感谢器官捐献者及从业者对器官移植所做的贡献！由于水平有限，书中难免存在不妥之处，还请读者批评指正。

目　录

第1章 肝移植视角下的腹腔脏器

腹腔是一个复杂的区域，内有多个重要的器官和结构，实质器官如肝脏、胰腺、脾脏、肾脏、肾上腺等，空腔器官如胃、肠道和膀胱等，还有腹部的主要血管，如腹主动脉和下腔静脉等。其中，肝脏是人体最大、功能最重要的实质器官，参与人体的多种生理功能，如合成蛋白质、分解代谢毒素、储存能量等。在肝移植手术中，上腹部及肝脏的精细解剖是手术成功的关键。

腹腔中器官间的空隙、结缔组织对于手术入路规划、分离、定位等具有重要意义。肝肾间隙是位于肝脏和右肾之间的一个解剖学间隙，利用该间隙开展相关外科腔镜、机器人等微创手术已得到了广泛应用。单孔腹腔镜经肝肾间隙打开右侧肾筋膜进入右肾周围间隙，在右侧肾上腺前外侧探查后腹膜，通过肾筋膜前后两层之间到达肝裸区，进而可切除肝脏的病变。腹膜外间隙、腹膜后间隙解剖概念的出现，优化了腹腔、腹膜后手术路径规划，使术中解剖结构层次更清晰，减少了手术并发症的发生；推窗见景，手术效率及患者的安全都得到了保障。

淋巴结状态是恶性肿瘤临床分期的重要参数，同时也是评估预后的重要指标之一。腹腔淋巴结的位置识别和清扫是根治性手术的重要步骤，对延缓肿瘤进展有重要意义。第8组淋巴结是指肝总动脉淋巴结，门静脉前上缘可作为此组淋巴结清扫的良好解剖学标志之一。胰腺周围区域淋巴结分为3站18组，随着对胰腺周围淋巴结解剖研究和认识的逐步深入，其分组、分站方法将进一步完善。第12b组淋巴结为肝十二指肠韧带内沿胆管分布的淋巴结，第12c组淋巴结为胆囊颈部淋巴结，有部分学会提出将第12c组淋巴结归入第12b组淋巴结。在肝内胆管癌、胰腺癌手术时常涉及以上两组淋巴结的清扫。

与腹腔其他器官不同，肝脏有门静脉和肝动脉双重血液供应，血液供应丰富。在移植手术中，外科医生要掌握这些血管及分支的精细解剖，以确保在肝、肾等实质器官移植手术中血管吻合的顺利完成，保障血流通畅，避免血管狭窄、血栓形成、移植物失功等术后并发症的发生。此外，动脉及胆道解剖变异也极大地增加了术中损伤的风险，应引起重视。了解患者的解剖结构，特别是血管的走行、分支和可能的变异，是进行腹部手术前必不可少的步骤之一，可以帮助外科医生制定更有效、更安全的手术方案。在肝病相关的手术中发现，除了肝脏病理学及形态学的变化外，肝脏及周围解剖结构也会出现较为复杂的变化，这在一定程度上增加了手术难度。

此外，在肝移植手术中，特殊情况下病肝的大体标本形态和病理学改变也是需要被充分了解的。病肝的解剖学和病理学上的变化可能极为复杂，包括但不限于肝硬化、脂肪肝等病变。

总的来说，深入理解腹部的解剖结构，特别是肝脏及其与周围器官的关系，对于外科医生成功进行外科手术、确保手术安全、提高手术成功率以及患者术后康复都至关重要。

第 1 节　供肝获取、修整及腹腔脏器整体观

本节将围绕供肝的获取及修整来介绍相关解剖结构知识，并展示与肝脏毗邻脏器的解剖结构。

一、供肝获取

肝移植供肝的获取是一个复杂的过程，肝移植成功的影响因素包括供体的选择、供肝的获取、供受体病情和移植手术等多种因素。供肝获取时腹腔解剖结构如图 1.1 至图 1.3 所示。

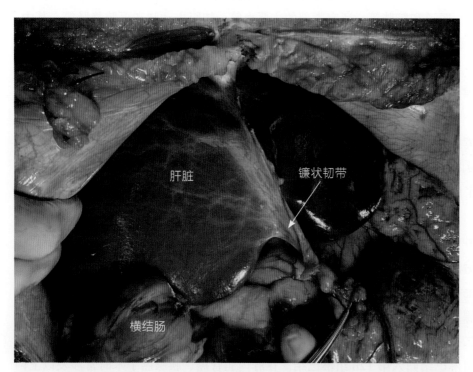

图 1.1　供肝
（未灌注）

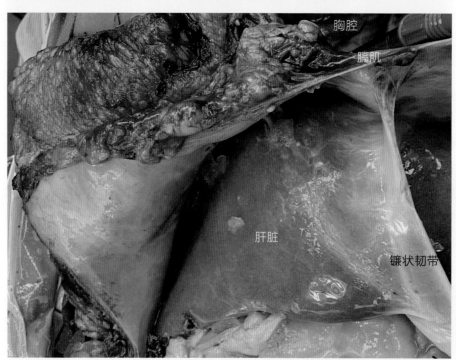

图 1.2　供肝离体前
（灌注结束）

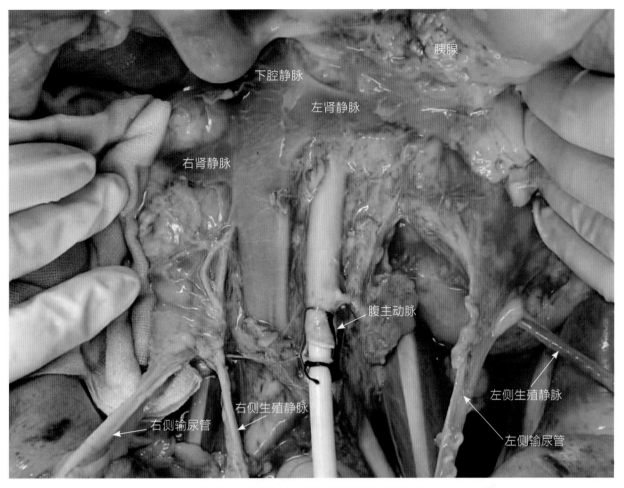

图 1.3　供体腹腔大致管道及组织（男性）

二、供肝修整

肝移植的供肝修整是成功移植手术前的重要步骤。肝修整包括血管、胆道的修整以及多余组织的切除，如胆囊、淋巴结和一部分血管，以便进行成功的移植。肝移植的供肝修整过程如图 1.4 至图 1.31 所示。本节围绕肝肾间隙、肾脏及肾上腺血供、下腔静脉、腹主动脉等结构进行详细讲解。此过程需要确保供肝的功能和结构完好，以降低受体术后发生并发症的风险。

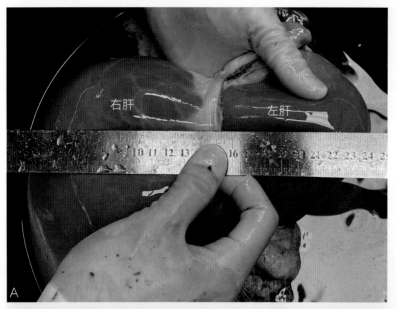

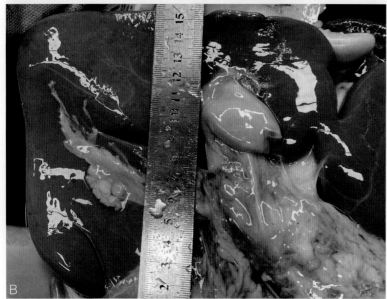

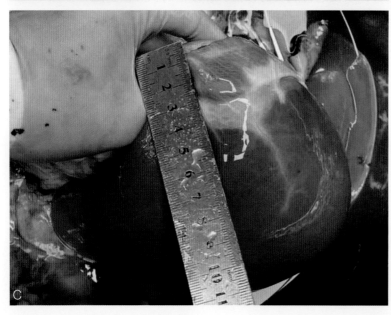

图 1.4　测量肝脏径线
A. 测量肝脏左右径；B. 测量肝脏前后径
（脏面测量）；C. 测量肝脏上下径

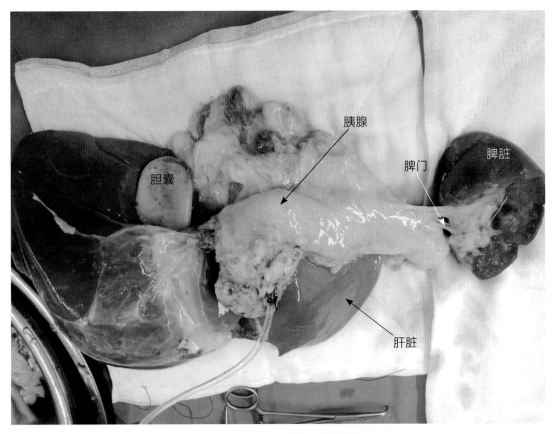

图 1.5 肝、胆、胰、脾整体观

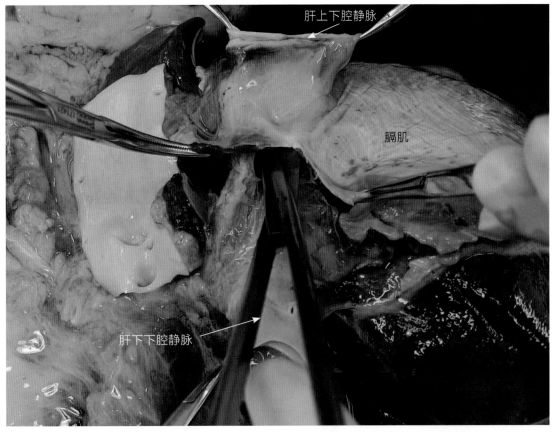

图 1.6 腔静脉孔

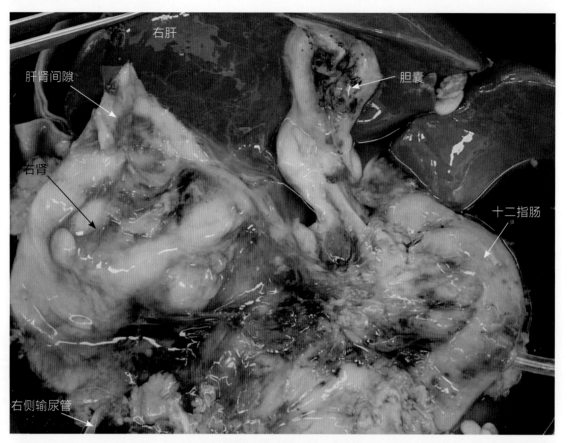

图 1.7　肝肾间隙

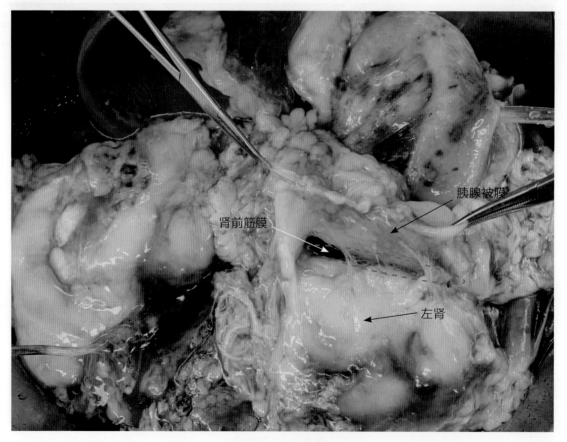

图 1.8　肾前筋膜

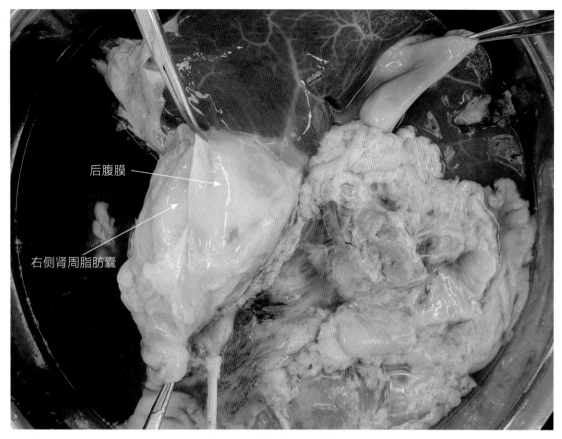

图 1.9　后腹膜及肾周脂肪囊

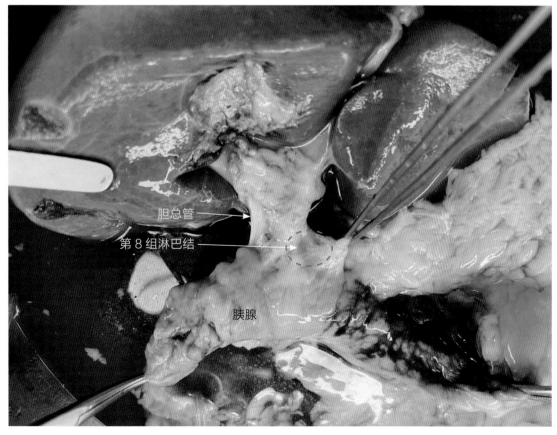

图 1.10　肝总动脉淋巴结（第 8 组）

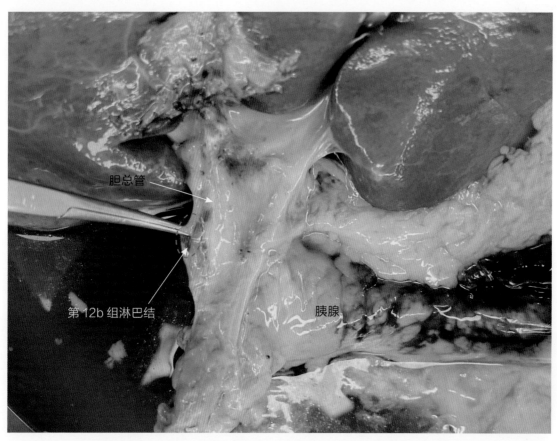

图 1.11　肝十二指肠韧带内沿胆管分布的淋巴结（第 12b 组）

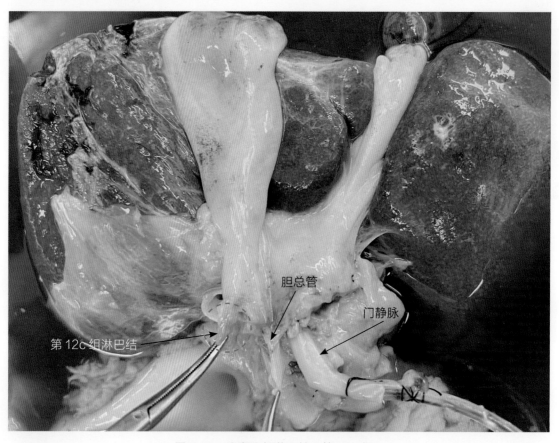

图 1.12　胆囊颈部淋巴结（第 12c 组）

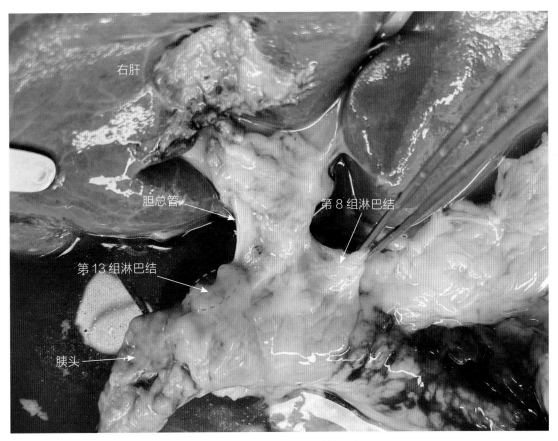

图 1.13　胰头后淋巴结（第 13 组）

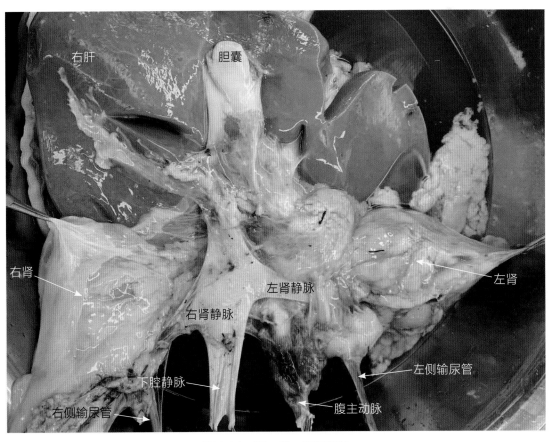

图 1.14　肝、肾、下腔静脉

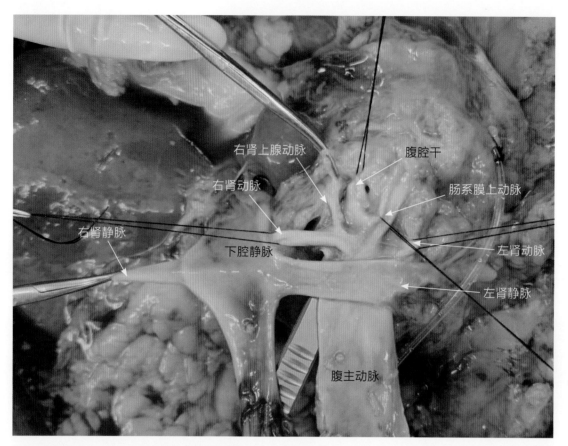

图 1.15　腹腔动静脉

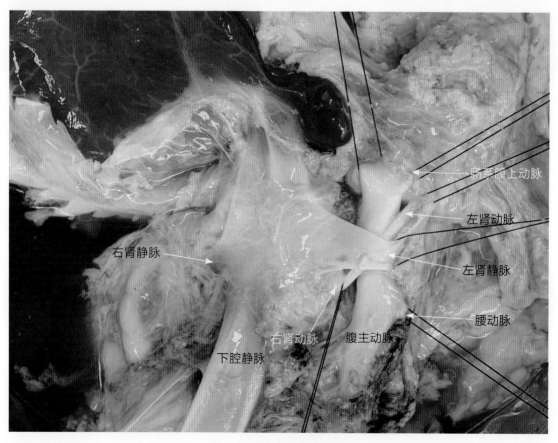

图 1.16　腹主动脉正面观

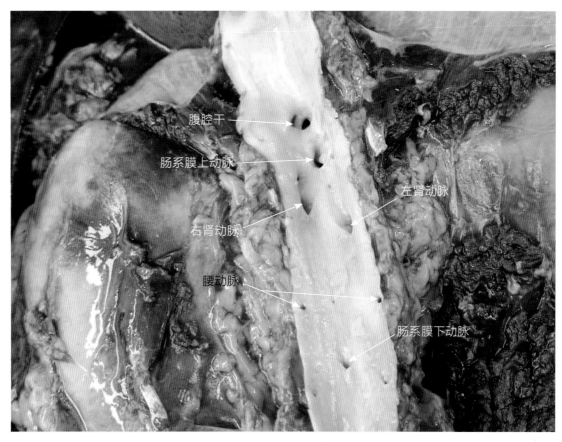

图 1.17　腹主动脉剖面

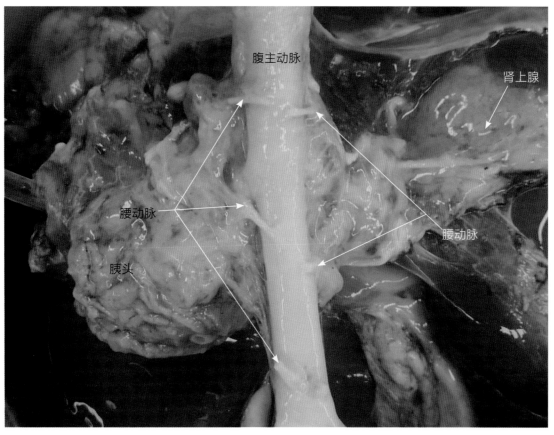

图 1.18　腹主动脉背面观

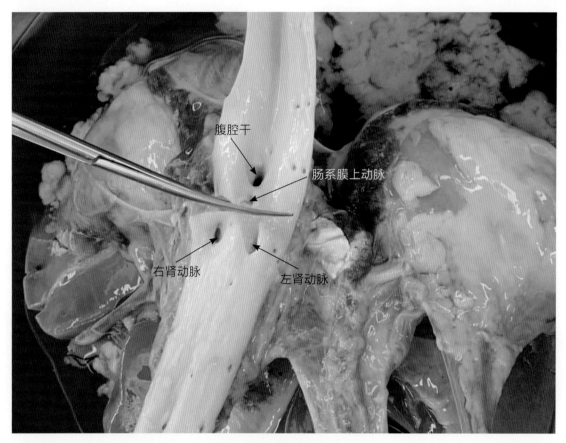

图 1.19　离断腹主动脉

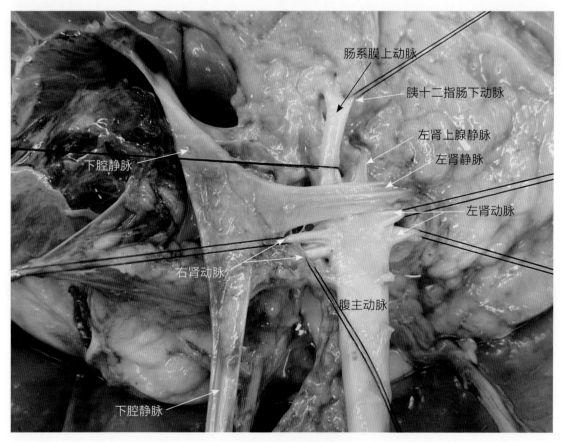

图 1.20　腹主动脉 - 肾动脉变异

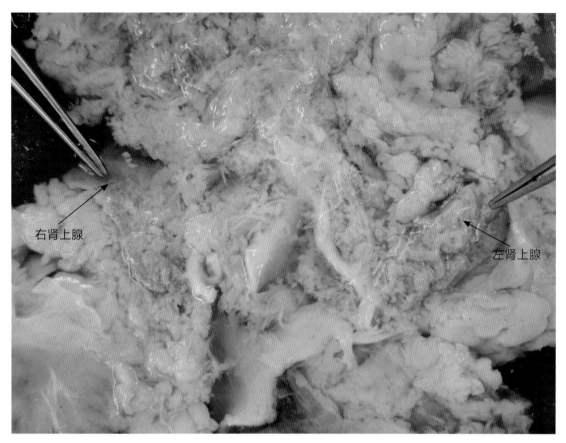

图 1.21　双侧肾上腺外观

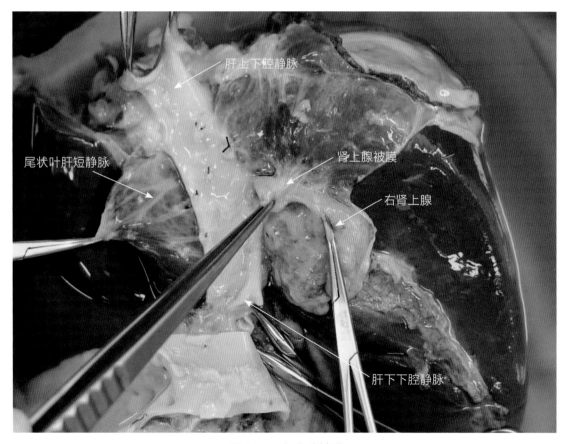

图 1.22　肾上腺被膜

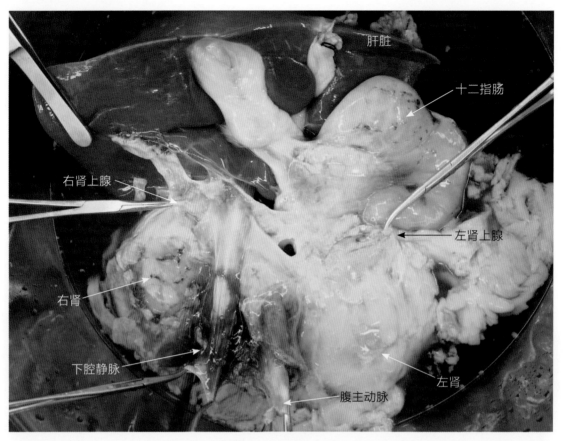

图 1.23　双侧肾上腺

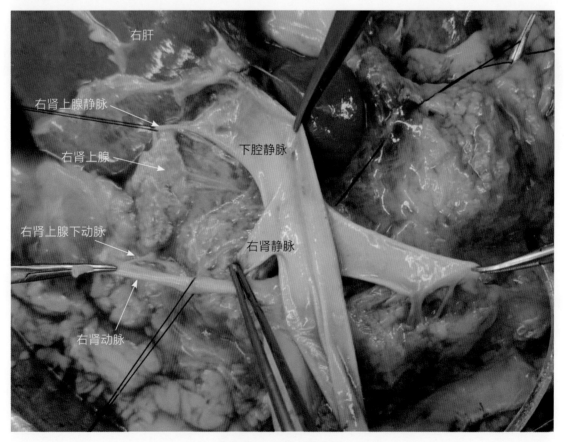

图 1.24　右肾上腺血供

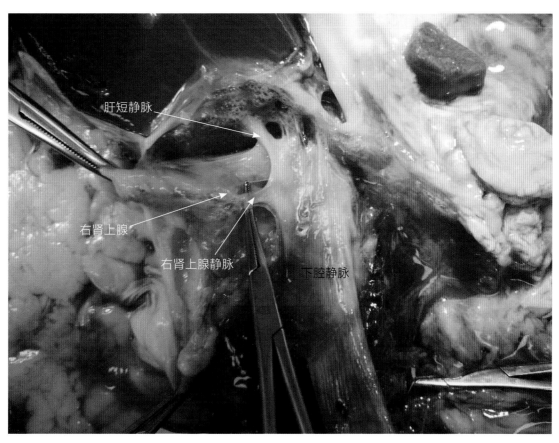

图 1.25　右肾上腺静脉

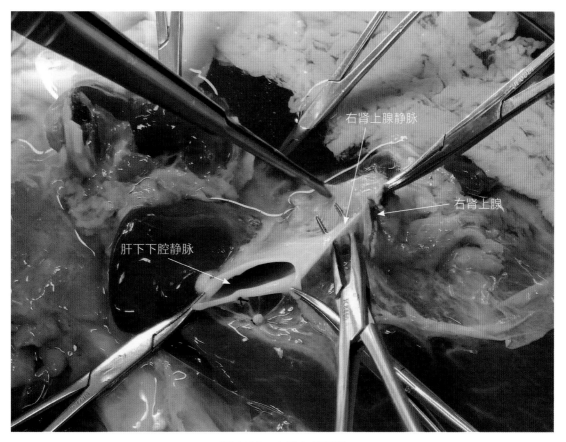

图 1.26　右肾上腺静脉

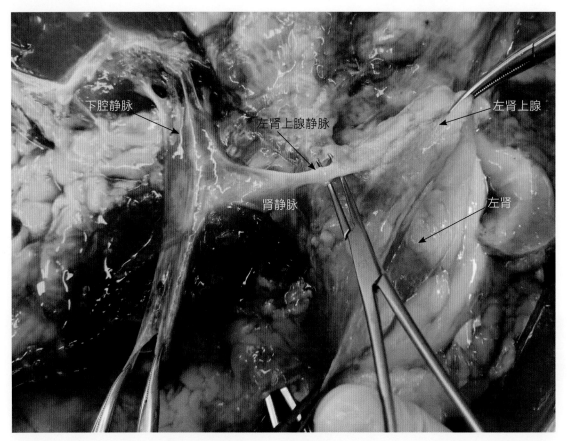

图 1.27　左肾上腺静脉

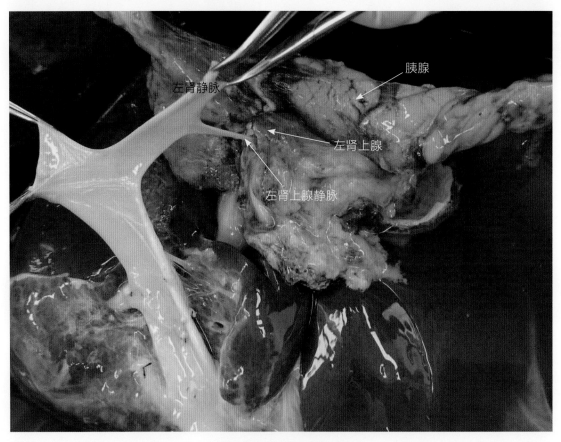

图 1.28　左肾上腺静脉

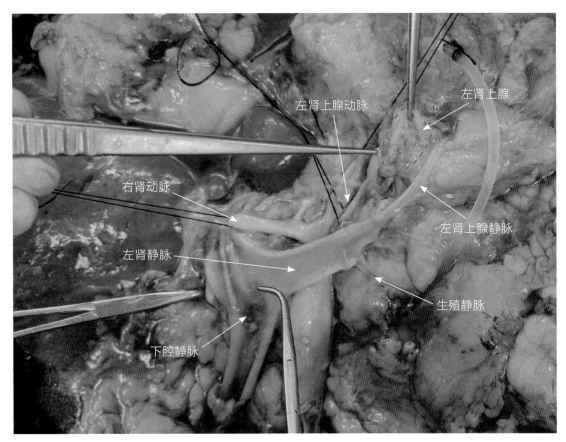

图 1.29　左肾上腺血供

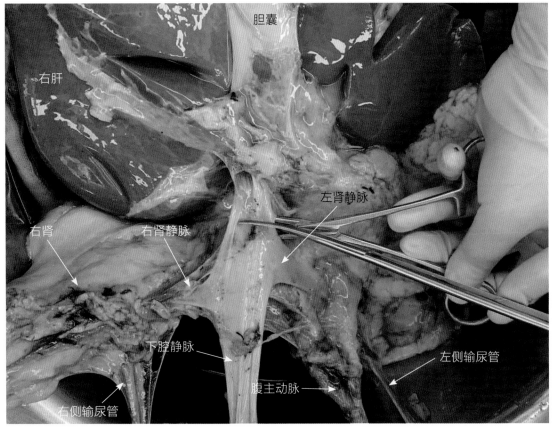

图 1.30　肝肾分离，离断下腔静脉

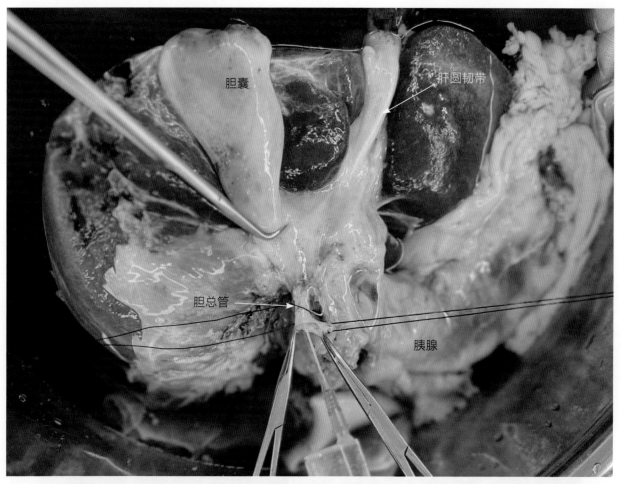

图 1.31　胆道冲洗

　　肝移植技术在不断创新与发展，相继开展了劈离式肝移植、无缺血肝移植、异种肝移植、多米诺肝移植、肝切除联合Ⅱ – Ⅲ段部分肝移植的延期全肝切除、脾窝异位辅助性肝移植及磁吻合等肝移植技术，这些技术极大地扩大了供肝来源。图 1.32 至图 1.36 展示了减体积肝移植、劈离式肝移植及亲体肝移植中的供肝修整过程。

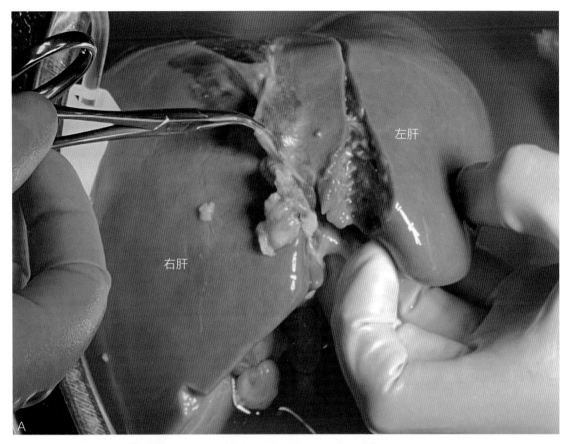

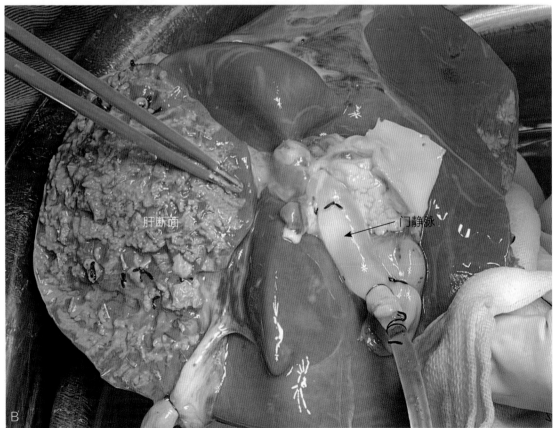

图 1.32　减体积肝移植

A. 减体积供肝劈离；B. 减体积肝移植肝断面双极电凝止血

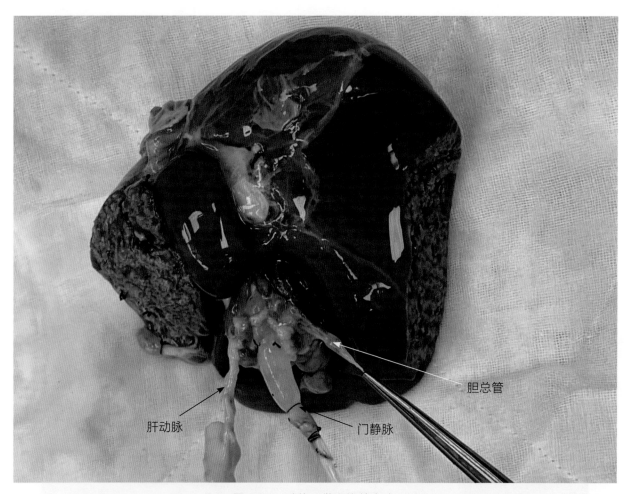

胆总管

肝动脉

门静脉

图 1.33　减体积供肝修整完成

　　精准分割和重建血管系统是进行劈离式肝移植的基础。这些步骤是确保劈离式供肝的功能和质量，并提高移植成功率的关键技术。供肝血管系统的解剖评估是该步骤的核心。

　　供肝修整完成后，通过灌注液加压灌注评估技术，确保门静脉和腔静脉充盈情况良好且无渗漏，以保证供肝重建的质量和准确性；有助于及时发现门静脉或腔静脉存在狭窄、扭曲或其他异常情况（图 1.37）。

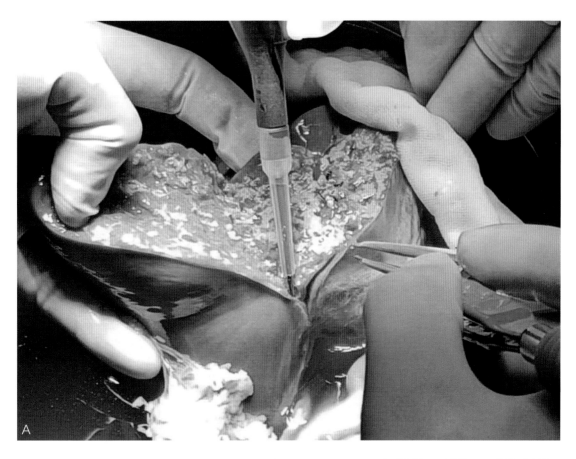

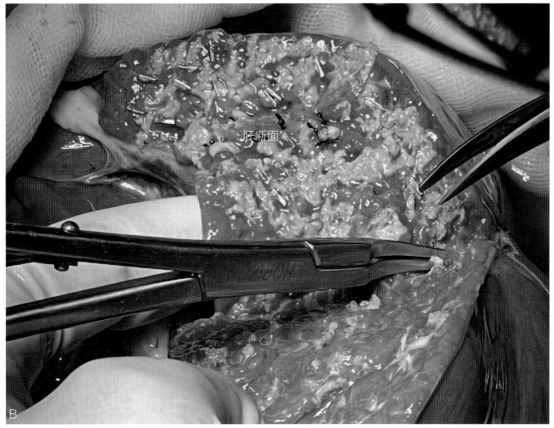

图 1.34　劈离式肝移植

A. 供体肝劈离；B. 劈离式肝移植肝断面

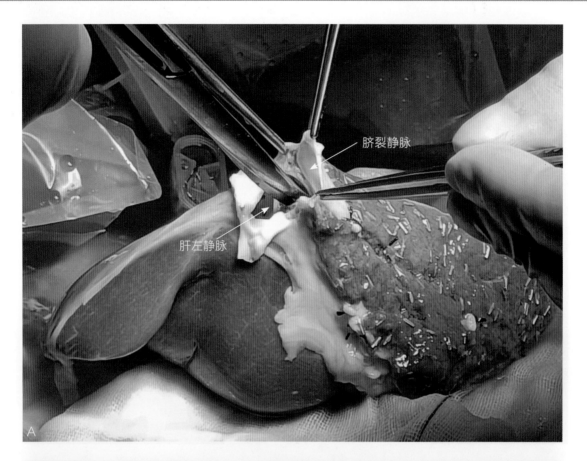

脐裂静脉

肝左静脉

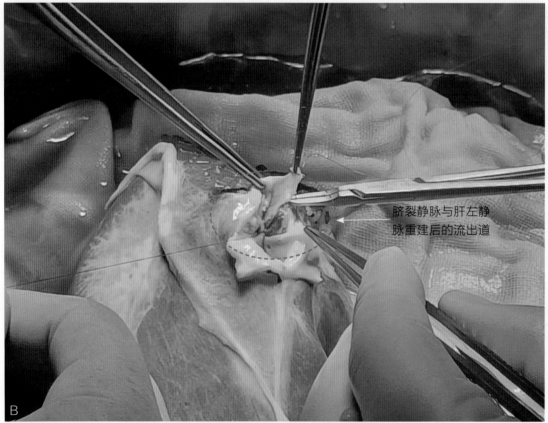

脐裂静脉与肝左静
脉重建后的流出道

图 1.35 劈离式肝移植流出道重建

A. 脐裂静脉与肝左静脉整形；B. 脐裂静脉与肝左静脉拼接为一流出道

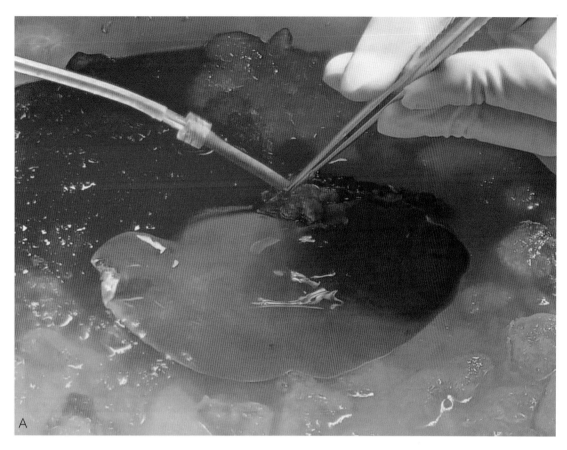

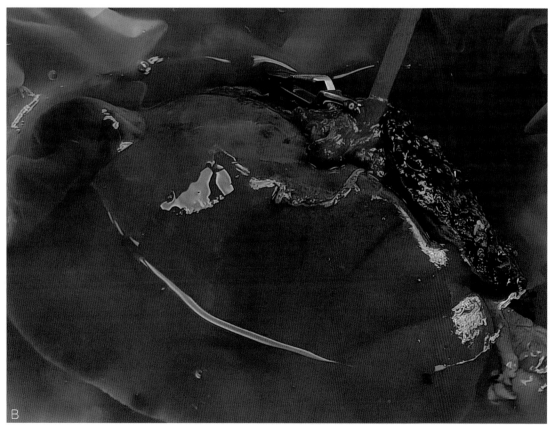

图 1.36　亲体肝移植左外叶供肝

A. 亲体肝移植供肝灌注；B. 亲体肝移植供肝灌注完成

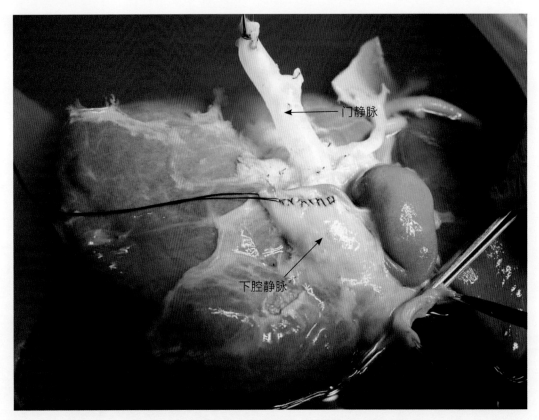

门静脉

下腔静脉

图 1.37 肝修整完成后门静脉、腔静脉充盈无渗漏

第 2 节　同种异体改良背驮式肝移植受体手术步骤

肝移植手术是治疗终末期肝病的重要外科手术，与经典的原位肝移植术式相比，涉及供肝获取、修整供肝、开腹、病肝切除、供肝植入、腹腔引流及关腹等手术步骤及过程。传统背驮式肝移植术完整保留了下腔静脉，去掉了肝后下腔静脉切除的操作，减少了一个吻合口。在传统背驮式肝移植的基础上演变出了多种改良术式，以减少传统背驮式肝移植的并发症及拓宽各类适应证。本节重点围绕供体肝植入受体的手术过程展开介绍。

一、游离肝周韧带

肝周韧带的存在有助于维持肝脏在腹腔内的位置，并与其他腹部脏器进行连接。在肝移植手术中，游离肝周韧带是一个常见的步骤，为手术提供了更大的可视区域和操作空间，以便充分暴露及处理患者的肝脏（图 1.38）。

二、解剖第一肝门

第一肝门通常用于描述肝脏和周围结构相关的解剖位置，是一个重要的解剖参考点，位于肝脏的脏面，是肝脏的入口区域。第一肝门内包含门静脉、肝固有动脉、左肝管、右肝管、胆囊管、胆总管及淋巴管等解剖结构。肝移植手术过程中主要涉及解剖第一肝门，将其识别、游离、结扎或阻断备用（图 1.39）。

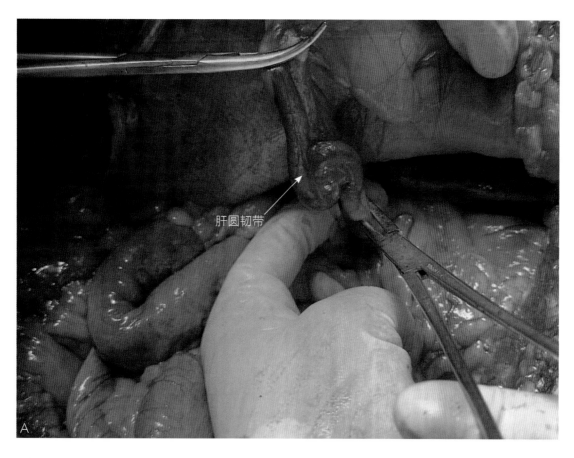

肝圆韧带

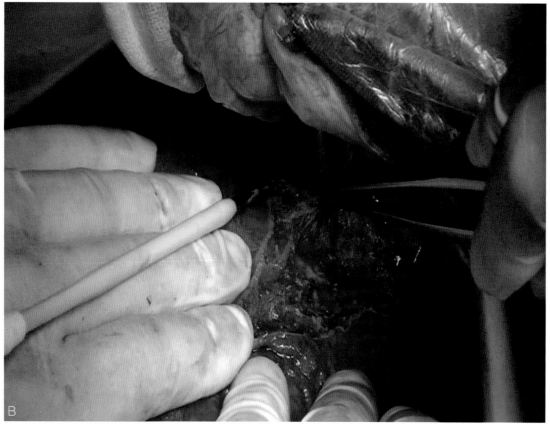

图 1.38　游离肝周韧带
A. 离断肝圆韧带；B. 游离镰状韧带

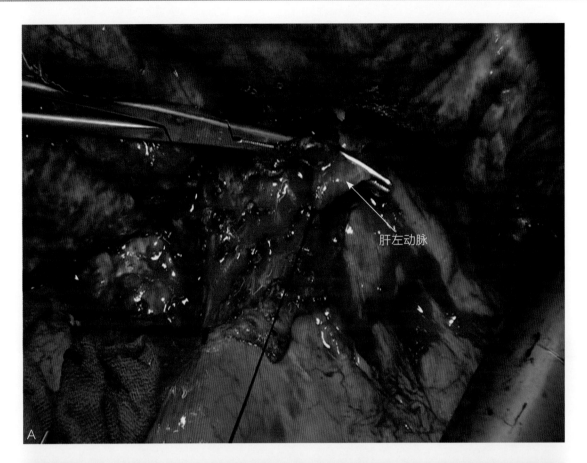

肝左动脉

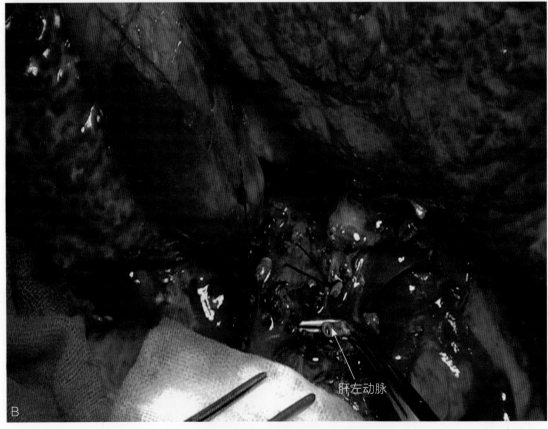

肝左动脉

图 1.39　解剖第一肝门

A.结扎离断肝左动脉；B. 结扎离断肝右动脉

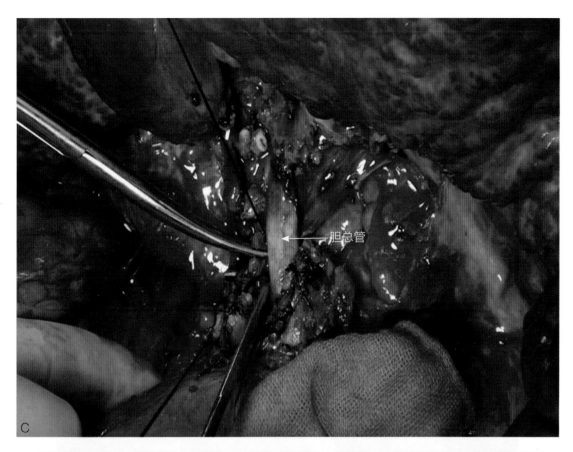

胆总管

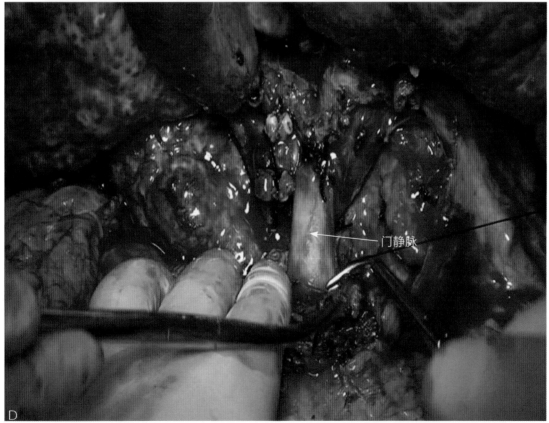

门静脉

续图 1.39　解剖第一肝门
C. 游离胆总管；D. 游离门静脉

三、游离第二肝门及第三肝门

第二肝门是指肝左、中、右静脉汇入下腔静脉处，多被肝组织覆盖。第三肝门是指 4~15 支肝短静脉分别汇入肝后下腔静脉的前壁及两侧处，主要汇集尾状叶和右后叶的静脉血流。解剖、游离第二肝门和第三肝门，为阻断肝静脉及病肝切除做准备（图 1.40）。

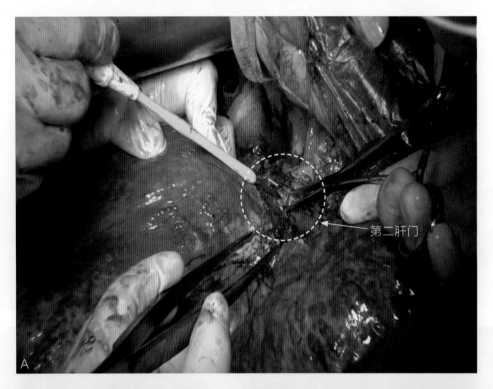

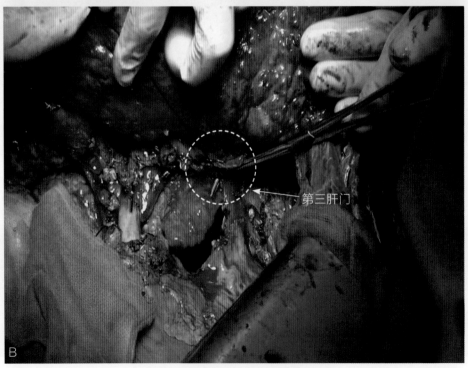

图 1.40　游离第二肝门及第三肝门
A. 游离第二肝门；B. 游离第三肝门

四、阻断门静脉及腔静脉

游离第二肝门和第三肝门后，用背驮钳控制第二肝门及下腔静脉。将门静脉、下腔静脉先后阻断，切除病肝（图 1.41，图 1.42）。

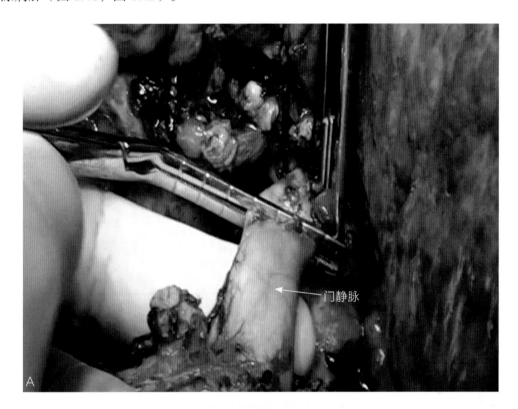

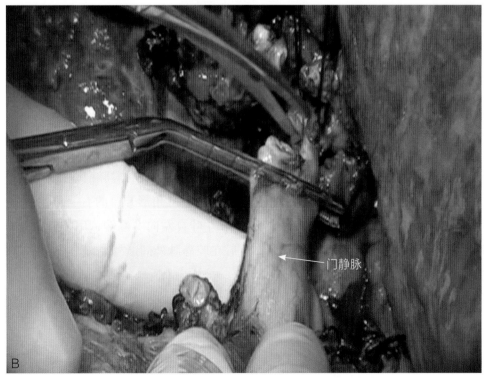

图 1.41　阻断并离断门静脉
A. 用门静脉阻断钳阻断门静脉；B. 离断门静脉

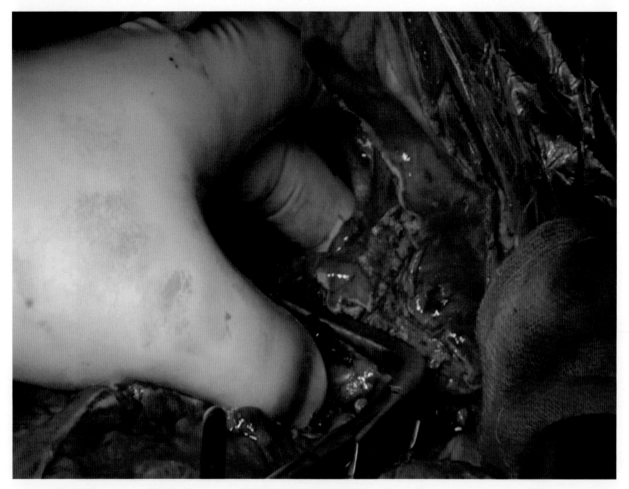

图 1.42　阻断下腔静脉

五、切除病肝

病肝切除后进行供肝植入（图 1.43）。

六、肝上下腔静脉吻合

将汇入下腔静脉的供肝静脉横行切开，自上向下将受体肝后端腔静脉前壁修成一与供体肝肝后下腔静脉同等大小的倒三角形切口，供体肝和受体腔静脉倒三角形开口的右上角及下角分别用 3-0 prolene 线缝合后打结悬吊，将肝右叶置于肝床，把肝左叶自左向右翻转，用 3-0 prolene 线在供体和受体腔静脉腔内缝合倒三角形吻合口的右缘，然后在腔静脉外间断外翻缝合依次吻合腔静脉吻合口的左侧壁及上壁（图 1.44）。

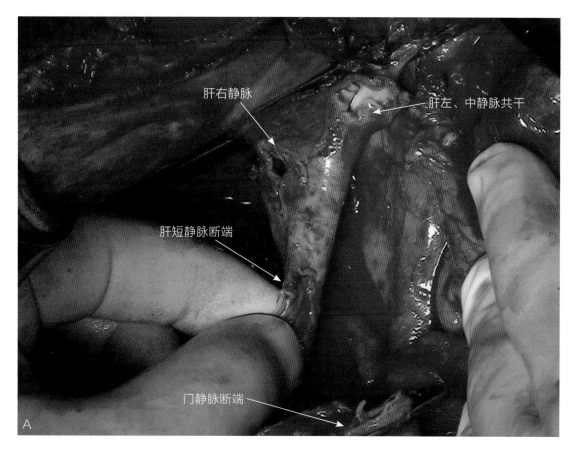

肝右静脉　　　肝左、中静脉共干

肝短静脉断端

门静脉断端

A

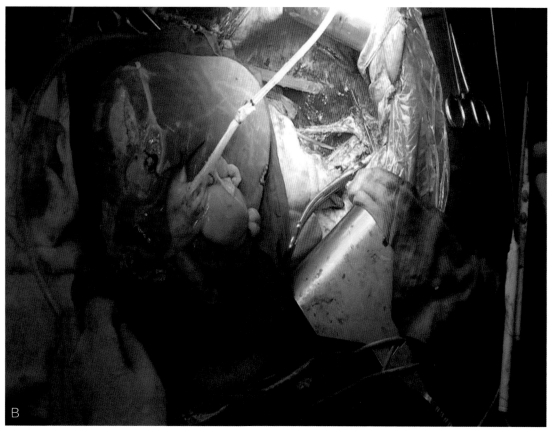

B

图 1.43　切除病肝

A. 病肝切除后腔静脉断端；B. 供肝待植入

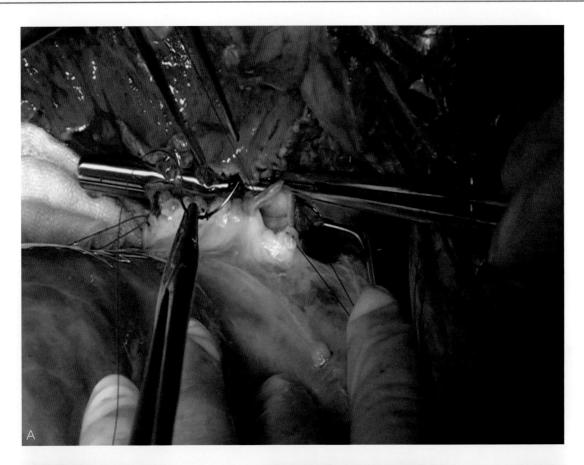

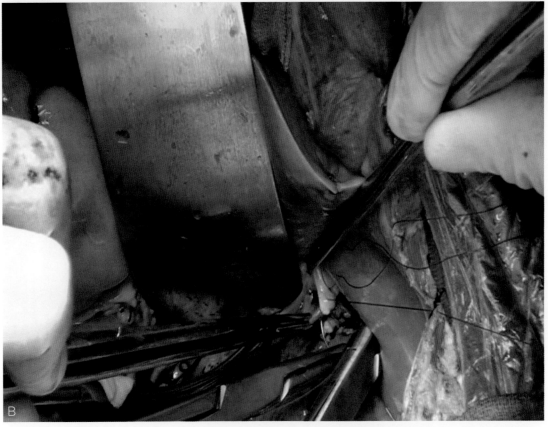

图 1.44　吻合肝上下腔静脉

A. 缝合肝上下腔静脉上壁；B. 缝合肝上下腔静脉左侧壁

七、门静脉吻合

用 5-0 prolene 线连续端端缝合门静脉，检查门静脉吻合口处无渗血，门静脉吻合完毕（图 1.45）。依次开放门静脉、肝上及肝下下腔静脉。

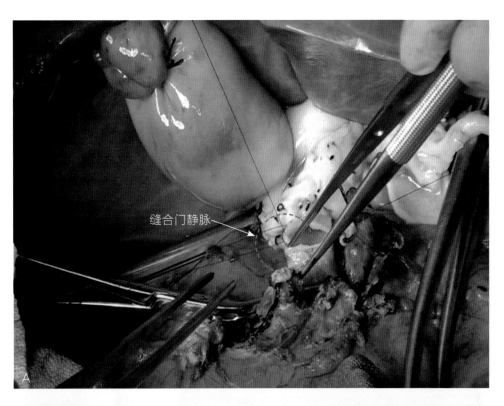

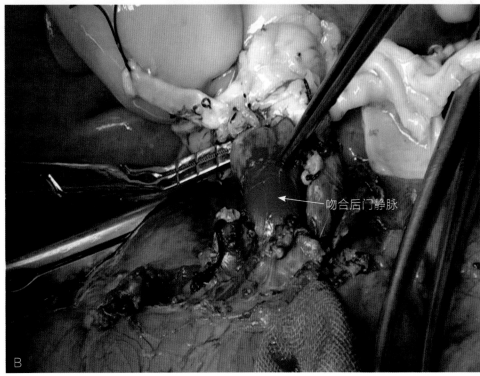

图 1.45　吻合门静脉
A. 缝合门静脉前壁；B. 门静脉吻合后开放血流

八、吻合肝动脉

修剪供体和受体动脉血管，用7-0 prolene线行供体和受体肝动脉端端吻合（图1.46，图1.47）。开放血流后检查肝动脉搏动，无活动性出血、渗漏，超声探测血流情况，肝动脉吻合完毕。

九、吻合胆管

修剪供体和受体胆管使之对合，用6-0 PDS线从左到右行胆总管后壁连续腔内外翻缝合；再用此线从右到左缝合胆总管前壁3针。剩余的胆管前壁用6-0 PDS线间断外翻缝合（图1.48，图1.49）。探查腹腔无活动性出血，留置腹腔引流管，逐层关腹（图1.50）。

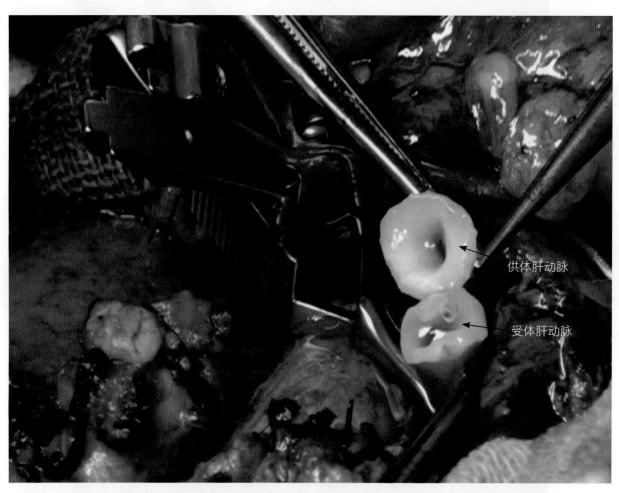

供体肝动脉

受体肝动脉

图1.46　供体和受体肝动脉断端修整

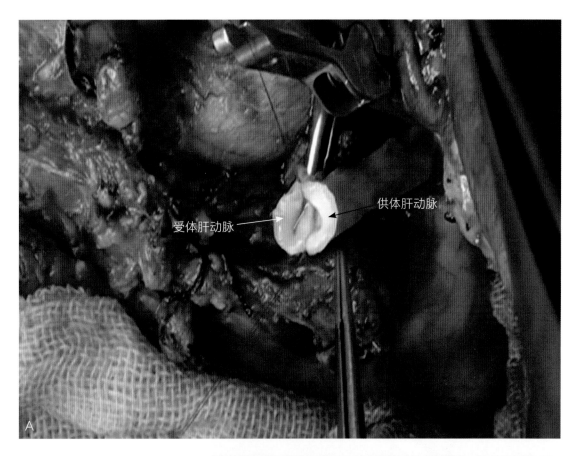

受体肝动脉　供体肝动脉

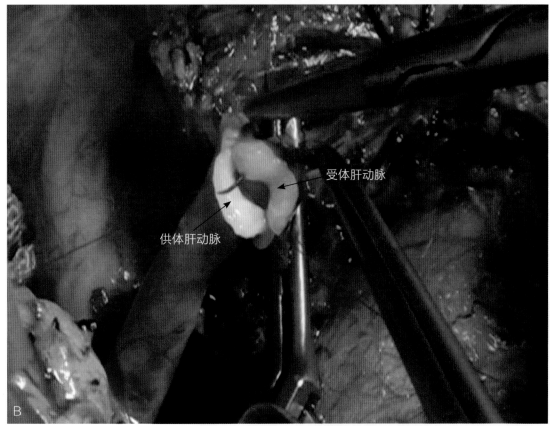

受体肝动脉　供体肝动脉

图 1.47　肝动脉血管壁吻合

A. 吻合肝动脉后壁；B. 吻合肝动脉前壁

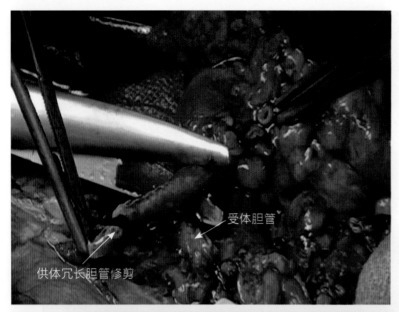

受体胆管

供体冗长胆管修剪

图 1.48　修剪供体和受体胆管

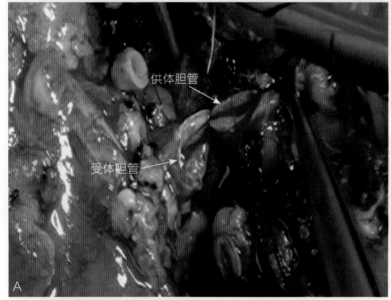

供体胆管

受体胆管

A

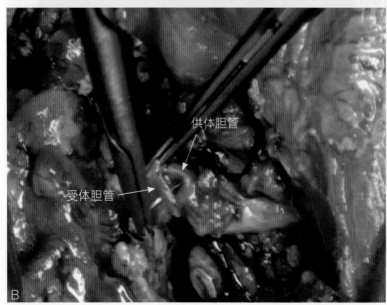

供体胆管

受体胆管

B

图 1.49　吻合胆管

A. 吻合胆管后壁；B. 吻合胆管前壁

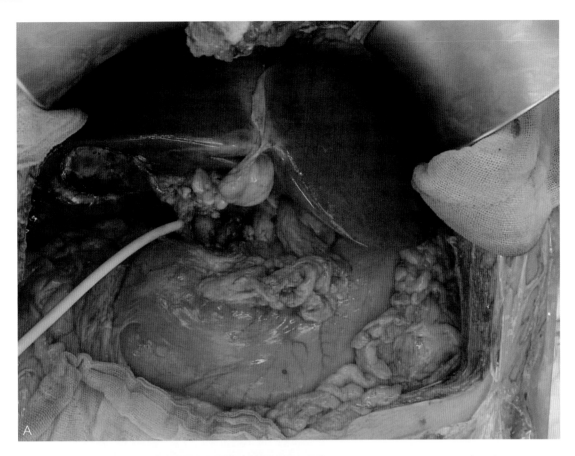

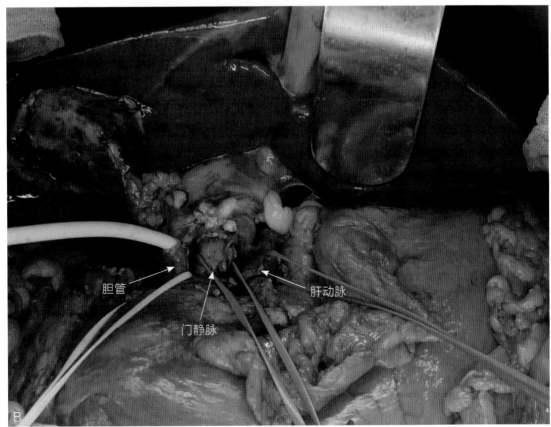

图 1.50　肝移植术毕血流恢复后的肝脏

A. 血流恢复后的肝脏；B. 血流恢复后的第一肝门区域

第3节　肝脏的大体标本

一、肝脏的大体标本

肝硬化时肝脏的形态结构发生显著的改变，出现肝脏体积缩小、结节状病变、表面凹凸不平、大小不均匀等形态改变，以及血管改变和颜色改变等（图1.51~图1.53）。肝硬化会显著影响肝脏的功能，包括代谢、解毒和产生重要蛋白质等功能。

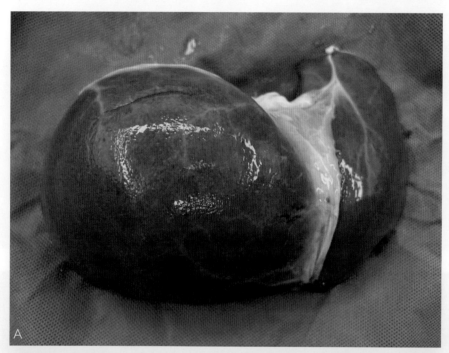

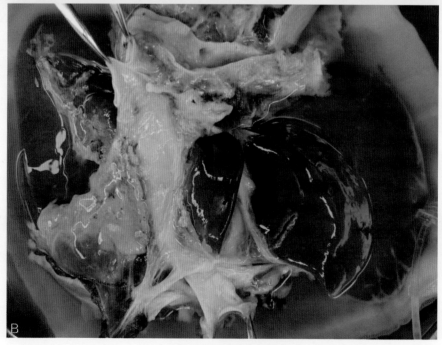

图 1.51　正常肝脏灌注后
A. 膈面观；B. 脏面观

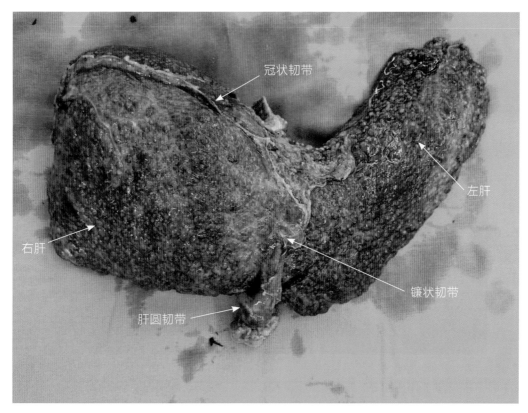

图 1.52　肝硬化肝脏膈面观

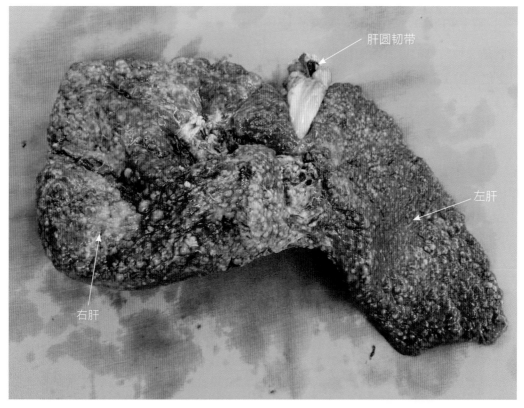

图 1.53　肝硬化肝脏脏面观

　　病肝离体灌注后，肝血窦内无血液残留，肝脏断面无渗血，有利于辨识解剖结构，尤其是对于肝内管道系统的观察有很大帮助（图 1.54）。

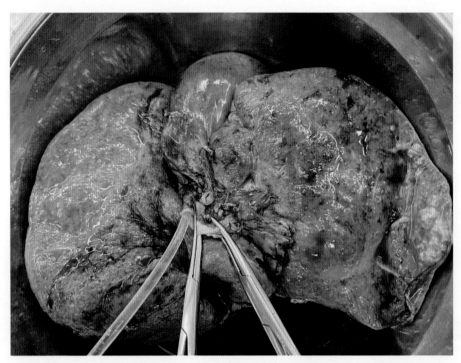

图 1.54　病肝灌注

二、病肝的大体形态及病理学改变

（一）脂肪肝大体标本及病理学改变

脂肪肝是一种常见的肝脏病变。脂肪肝病变时，肝脏的整体形态、组织学和亚微观结构都会发生一系列变化（图 1.55~ 图 1.60）。

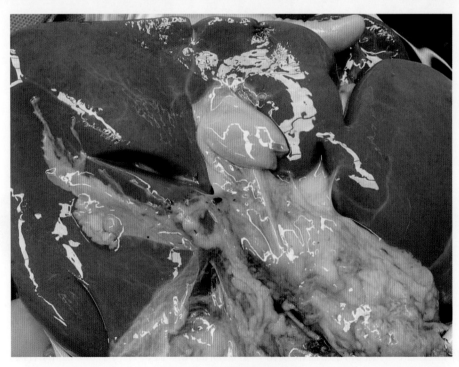

图 1.55　轻度脂肪肝肝脏

轻度脂肪肝病理改变可见肝细胞脂肪变性少于 30%。

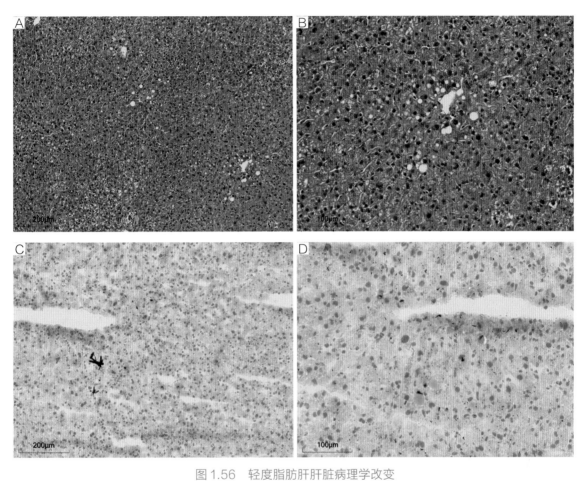

图 1.56　轻度脂肪肝肝脏病理学改变
A.HE 染色（×10）；B. HE 染色（×20）；C. 苏丹Ⅲ染色（×10）；D. 苏丹Ⅲ染色（×20）

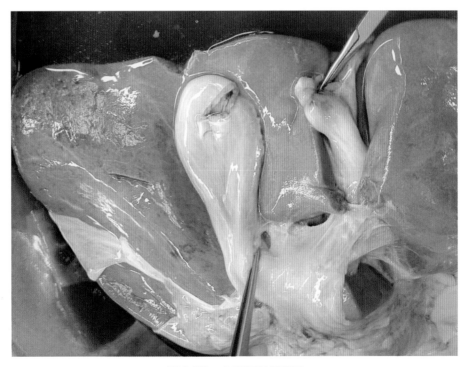

图 1.57　中度脂肪肝肝脏

中度脂肪肝病理改变可见肝细胞脂肪变性在 30%~50%。

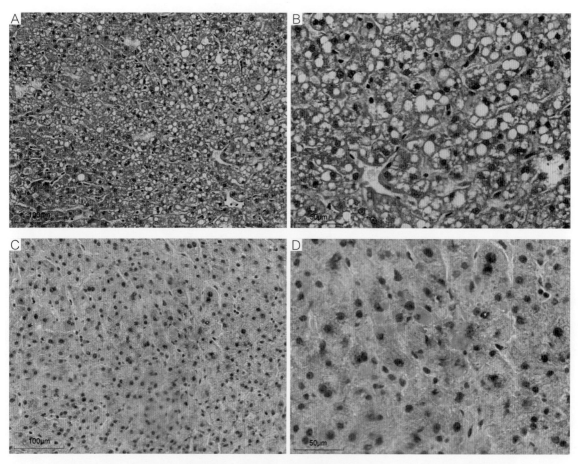

图 1.58　中度脂肪肝肝脏病理学改变
A.HE 染色（×20）；B. HE 染色（×40）；C. 苏丹 Ⅲ 染色（×20）；D. 苏丹 Ⅲ 染色（×40）

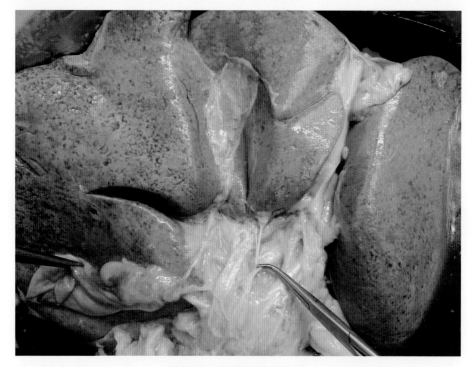

图 1.59　重度脂肪肝肝脏

重度脂肪肝病理改变可见肝细胞脂肪变性超过 50%。

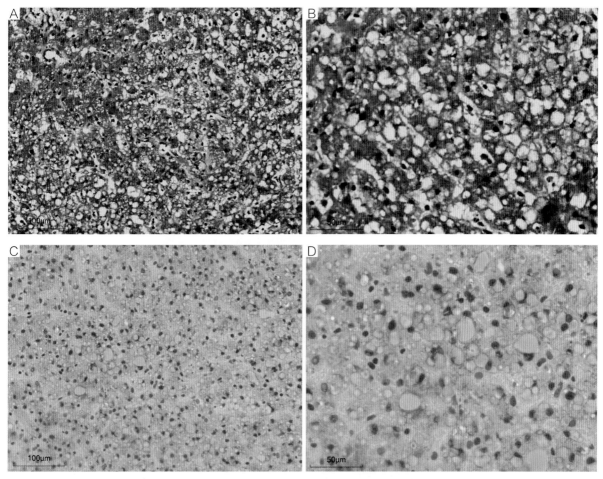

图 1.60　重度脂肪肝肝脏病理学改变

A.HE 染色（×20）；B. HE 染色（×40）；C. 苏丹Ⅲ染色（×20）；D. 苏丹Ⅲ染色（×40）

（二）慢加急性肝衰竭的肝脏大体标本及病理学改变

慢加急性肝衰竭，也被称为亚急性肝衰竭，是一种相对罕见但很危险的疾病。它与急性肝衰竭（急性肝功能损害导致肝功能急剧丧失）不同，慢加急性肝衰竭的发展速度较慢，通常在数周到数月内逐渐出现肝功能损害。肝脏大体形态如图 1.61 所示。

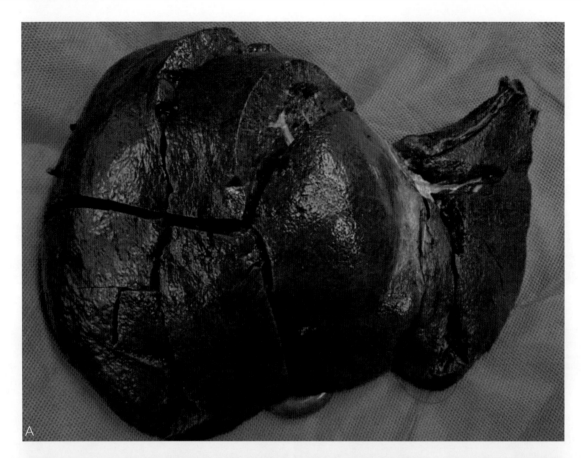

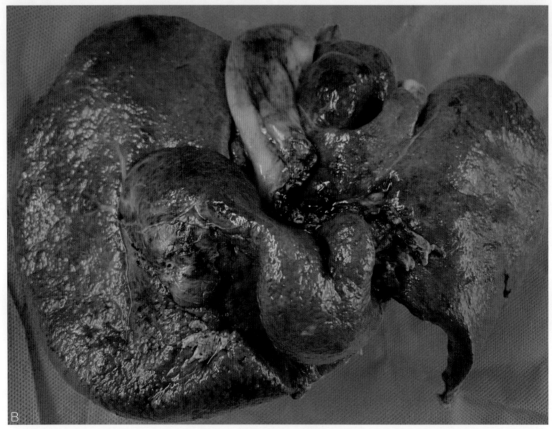

图 1.61　肝衰竭时肝脏大体形态
A. 膈面观；B. 脏面观

肝脏的病理学改变可见肝脏正常结构消失，假小叶形成，汇管区淋巴单核样细胞浸润（图 1.62）。

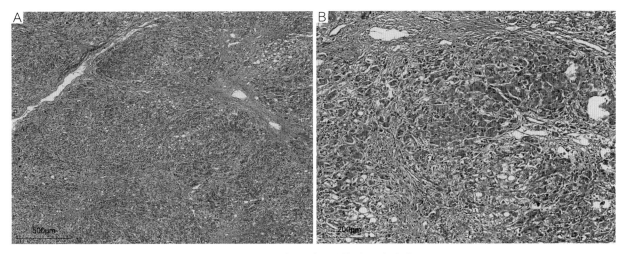

图 1.62　肝衰竭时肝脏的病理学改变
A. HE 染色（×4）；B. HE 染色（×10）

（三）结节性肝硬化肝脏大体形态及病理学改变

结节性肝硬化的肝脏大体形态通常表现为肝脏增大、边缘不规则、多个大小不一的结节形成、肝组织的颜色和质地改变，以及可能存在血管异常（图 1.63）。

肝脏的病理学改变可见肝脏正常结构消失，假小叶形成，汇管区淋巴单核样细胞浸润（图 1.64）。

（四）乙肝后肝硬化肝脏大体形态及病理学改变

当乙肝病毒长期存在并引起慢性肝炎时，可能最终导致肝硬化（图 1.65）。

肝脏病理学改变可见肝脏正常结构消失，假小叶形成，肝细胞轻度脂肪变性（图 1.66）。

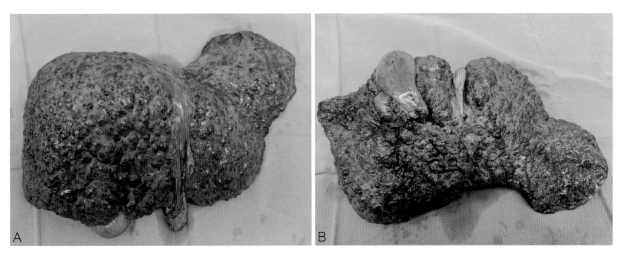

图 1.63　结节性肝硬化大体形态
A. 膈面观；B. 脏面观

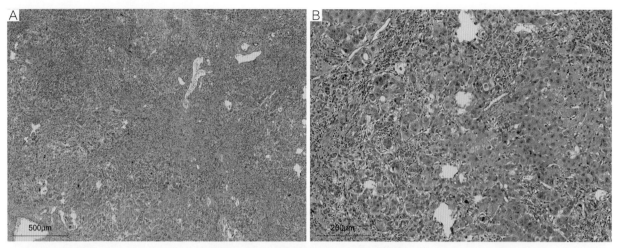

图 1.64　结节性肝硬化病理学改变
A. HE 染色（×4）；B. HE 染色（×10）

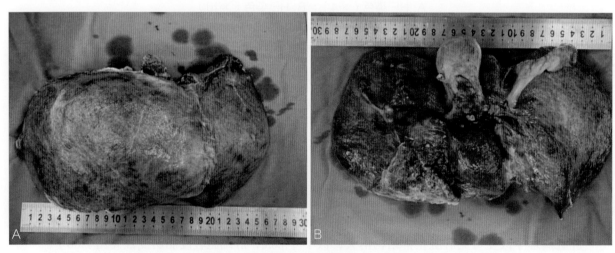

图 1.65　乙肝后肝硬化肝脏大体形态
A. 膈面观；B. 脏面观

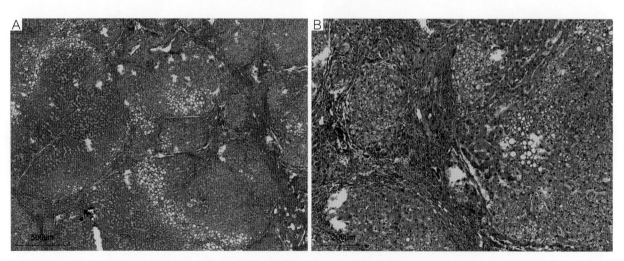

图 1.66　乙肝后肝硬化肝脏病理学改变
A. HE 染色（×4）；B. HE 染色（×10）

经颈静脉肝内门体分流术（transjugular intrahepatic portosystemic shunt, TIPS）是一种用于治疗肝硬化合并肝内门体高压的介入性手术，通过在肝内创建一条血管分流通道来减轻门脉高压症状。术后由于肝内血流动力学的改变，可能增加了血栓形成的风险。在进行肝移植手术时，外科医生需要注意经颈静脉肝内门体分流术后的解剖变化，包括通道的位置和大小，以确保成功进行吻合（图 1.67）。

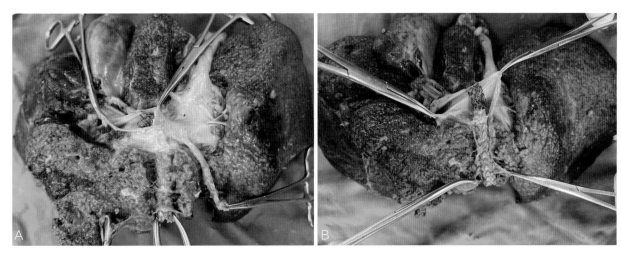

图 1.67　TIPS 术后的肝脏大体标本
A. TIPS 手术支架放置后；B. TIPS 手术门静脉支架显露

（五）酒精性肝硬化肝脏大体形态及病理学改变

酒精性肝硬化是长期酗酒引起的一种肝脏疾病（图 1.68），严重者可能会影响患者的生活质量并导致严重并发症。

肝脏病理学改变可见肝脏正常结构消失，假小叶形成，肝细胞水肿变性（图 1.69）。

（六）自身免疫性肝病肝脏大体形态及病理学改变

自身免疫性肝病是一组由免疫系统攻击健康肝脏组织而导致的慢性肝脏疾病。自身免疫性肝病主要包括自身免疫性肝炎、原发性胆汁性胆管炎和原发性硬化性胆管炎等（图 1.70）。

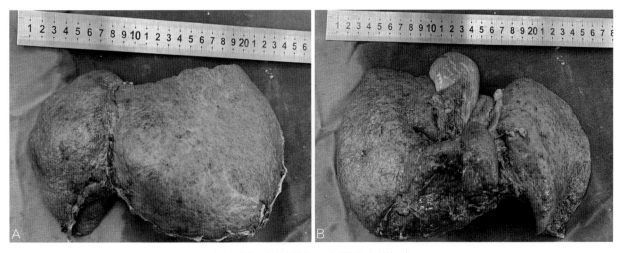

图 1.68　酒精性肝硬化肝脏大体标本
A. 膈面观；B. 脏面观

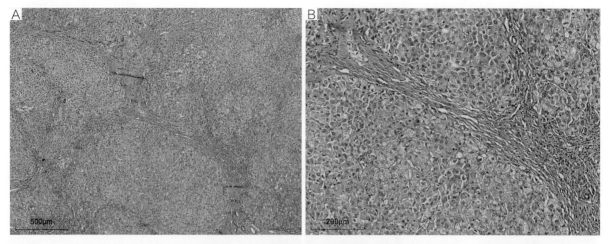

图 1.69　酒精性肝硬化肝脏病理学改变
A. HE 染色（×4）；B. HE 染色（×10）

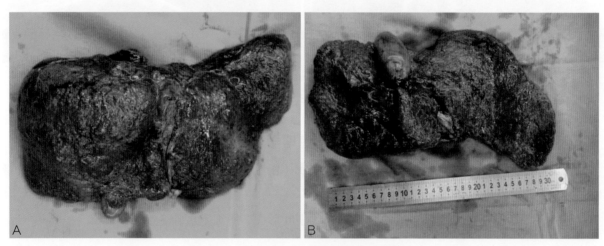

图 1.70　自身免疫性肝病时肝脏大体形态
A. 膈面观；B. 脏面观

　　肝脏病理学改变可见肝脏正常结构消失，假小叶形成，肝细胞淤胆，汇管区淋巴单核样细胞浸润（图 1.71）。

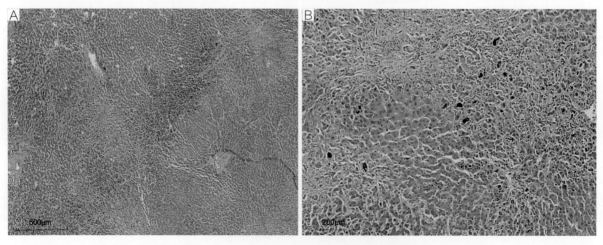

图 1.71　自身免疫性肝病时肝脏病理学改变
A. HE 染色（×4）；B. HE 染色（×10）

（七）肝硬化肝癌射频消融术后的肝脏大体形态

肝脏射频消融术是通过在肿瘤内部引入热能来摧毁肿瘤组织。术后肿瘤部位和周围肝脏组织通常会出现坏死区域（图 1.72）。

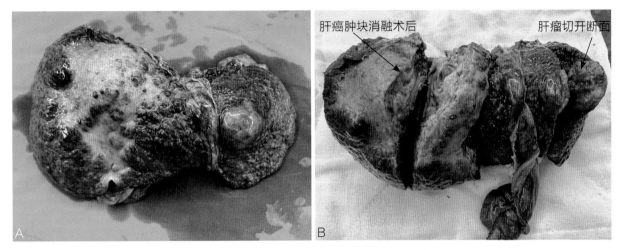

图 1.72　肝癌射频消融术后的肝脏大体形态
A. 整体观；B. 肝脏肿瘤断面

肝脏病理学改变可见肿块处肝组织正常结构消失，肝细胞核增大、深染、有异型，排列成腺样、梁索状，呈浸润性生长，局部可见瘤巨细胞，核分裂象易见（图 1.73）。

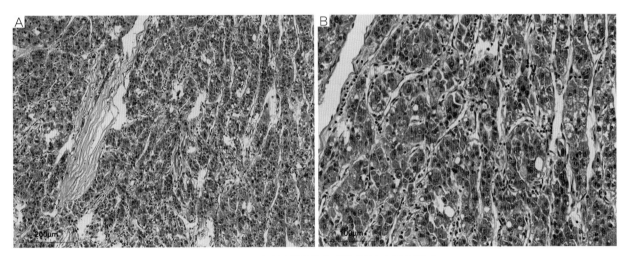

图 1.73　肝癌射频消融术后的肝脏病理学改变
A. HE 染色（×10）；B. HE 染色（×20）

（八）胆道闭锁所致肝硬化的大体形态

胆道闭锁是一种罕见且严重的小儿疾病，胆道异常导致胆汁无法正常排出，最终导致肝脏受损并发展为肝硬化（图 1.74）。如果进展至肝硬化阶段，肝移植是治疗的最终选择。

肝脏病理学改变可见肝脏正常结构消失，假小叶形成，汇管区淋巴单核样细胞浸润，胆管增生（图 1.75）。

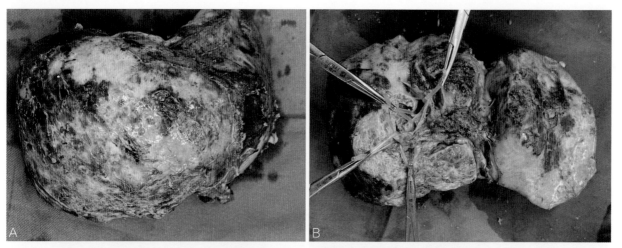

图 1.74　胆道闭锁导致肝硬化的肝脏大体形态
A. 膈面观；B. 脏面观，肝断面可见大量纤维组织，正常肝组织甚少

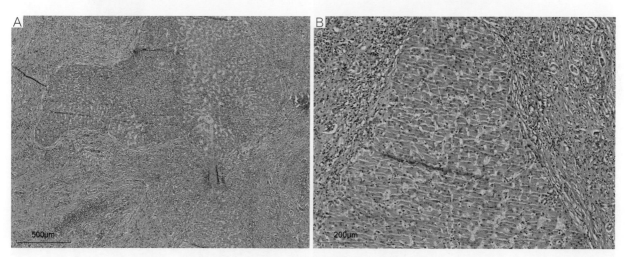

图 1.75　胆道闭锁导致肝硬化的肝脏病理学改变
A. HE 染色（×4）；B. HE 染色（×10）

第2章 肝脏的表面标志

　　熟知肝脏的表面标志是了解肝脏的第一步，对于初学者而言也是最基本的要求。本章从肝移植手术这个特殊视角和深入解析肝脏的表面结构及与其他器官的关系出发，详细叙述了肝脏的分段、肝周韧带、Arantius 管、Rouviere 沟、胆囊三角、肝桥等基本解剖结构。

　　肝脏的分段为临床上描述病变位置、确定治疗方案特别是肝的切除范围，以及选择肝肿瘤的介入治疗等具有极其重要的参考价值。肝脏的分叶和分段一般使用 Couinaud 分段法，我们还进一步阐述了高崎健分段法、竜崇正（Cho）分段法等其他主流的分段法，这些扩充知识或许可以给术者提供新的思路。

　　为尽可能全面展示肝脏所有的解剖结构，包括其变异和分型，我们采取了从各个角度呈现多种分型的差异。例如 Rouviere 沟的分型，根据形态可将其分为三型：①开放型；②融合型；③缺失型。三型中以开放型最为多见，其他两型较为少见。清楚地了解 Rouviere 沟的分型对于刚踏入临床的医生及医学生非常重要。因其不仅是右肝脏面唯一的表面解剖标志，在腹腔镜胆囊切除术中更是具有定位作用。在胆囊切除术中，沿 Rouviere 沟平面上下拓展，游离追踪胆囊管和胆总管的汇合点，是避免胆管损伤的技术手段之一。

第1节　肝脏的分段

　　希腊解剖学家 Galen 首次描述了肝脏，认为肝脏分为 5 个叶。肝脏的功能解剖概念最初由 Cantlie 于 1898 年提出。1954 年，Couinaud 在前人的研究基础上提出了较为完备的八段法功能解剖，即按 Glisson 系统和肝静脉在肝内的走行、分布将肝脏分为肝叶、肝段，这种方法在当今的临床实践中得到了广泛的应用。

一、Couinaud 分段法

半　肝

　　Couinoaud 分段法以包含肝中静脉的正中裂为界将肝脏分为左、右半肝。此裂又被称为 Cantlies 线，在肝脏表面投影为胆囊窝前方中点与下腔静脉中点的连线。这一解剖标志在精准半肝切除的实践中具有重要意义。

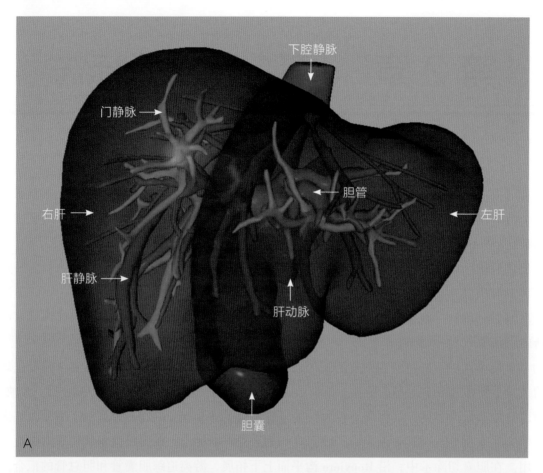

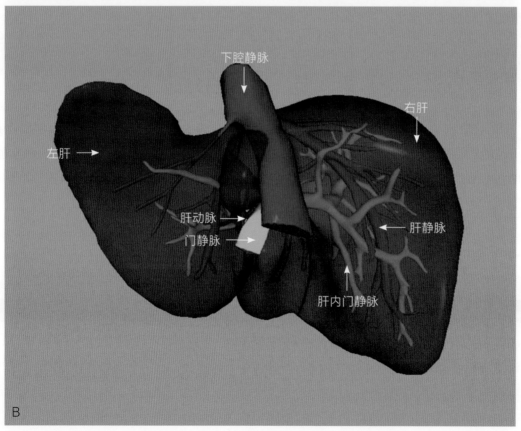

图 2.1 Couinaud 分段法把肝脏分为左、右半肝

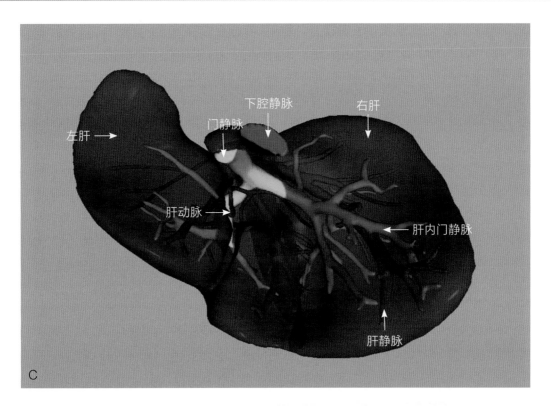

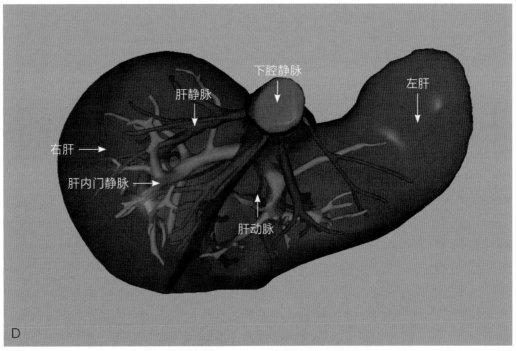

续图 2.1　Couinaud 分段法把肝脏分为左、右半肝

肝　段

　　Couinoaud 分段法依据肝脏各个部分独立的血管流入、流出和胆汁引流，顺时针将肝脏分为八段（图 2.2）。尾状叶为单独的一段（Ⅰ段）。以肝左静脉为界，将左半肝纵向分为左外叶和左内叶；左外叶再以门静脉左支为界，分为左外上段（Ⅱ段）、左外下段（Ⅲ段）；左内叶（Ⅳ段）包括Ⅳa段和Ⅳb段。根据肝右静脉将右半肝分为右前叶和右后叶；再以门静脉右支为界，将肝右前

叶分为右前下段（Ⅴ段）、右前上段（Ⅷ段），将右后叶分为右后下段（Ⅵ段）、右后上段（Ⅶ段）。如此可将每个肝段视为独立的功能和解剖单位，可单独或与邻近肝段一并切除。

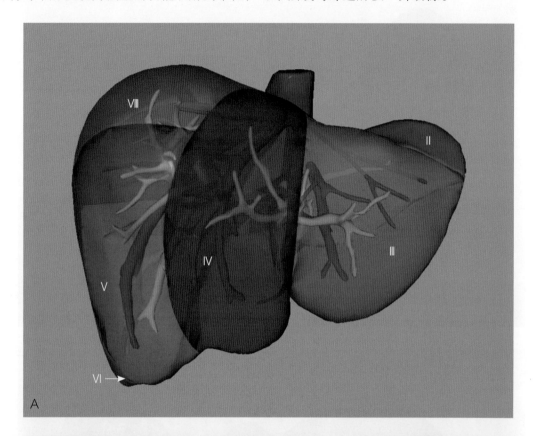

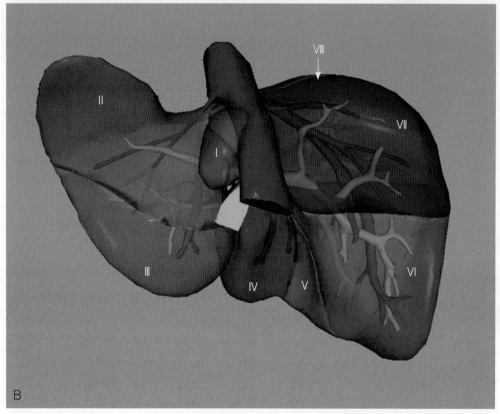

图 2.2　Couinaud 分段法

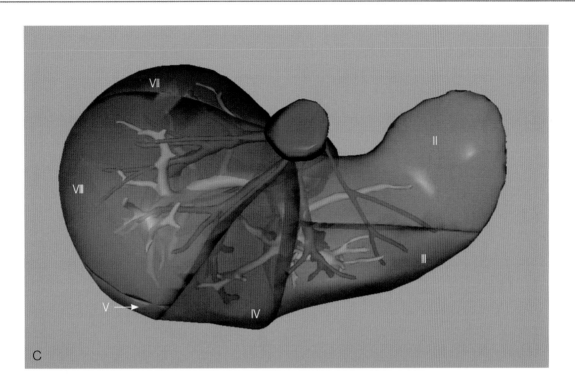

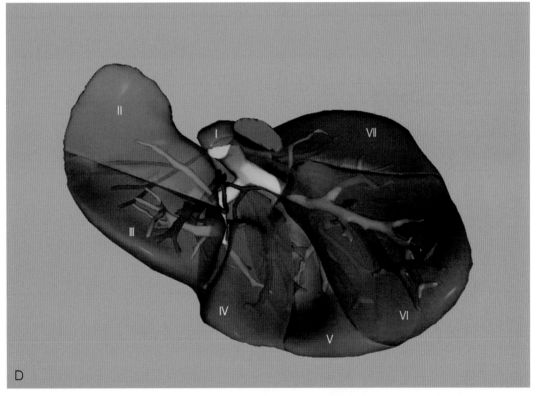

续图 2.2　Couinaud 分段法

肝　裂

　　肝的叶间和段间存在的缺少 Glisson 系统分布的裂隙，即肝裂；它不仅是肝脏分叶、分段的自然界线，也是肝部分切除的适宜位置。肝有三个叶间裂（正中裂、左叶间裂和右叶间裂）和三个段间裂（左段间裂、右段间裂和背裂；图 2.3）。

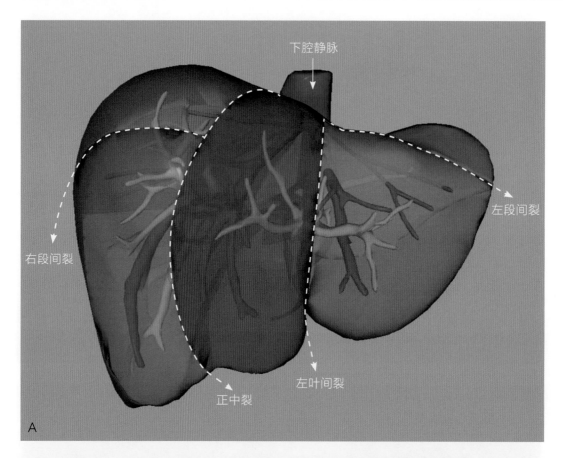

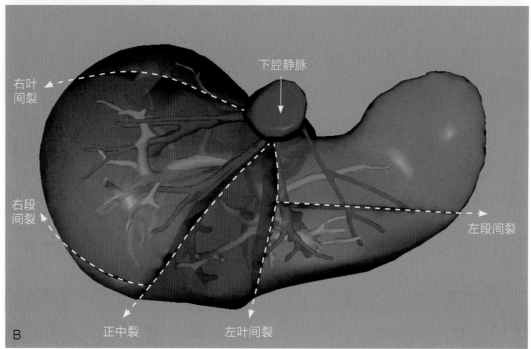

图 2.3 肝裂

1. 正中裂

正中裂或称主门裂，是 1897 年由 James Cantlie 提出的。正中裂是将肝脏分为左右半肝的正中线，也称 Cantlie 线（图 2.4）。

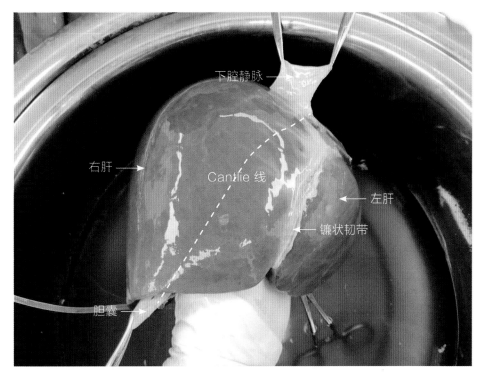

图 2.4　正中裂（Cantlie 线）

Glisson 系统分布在肝叶、肝段内，而肝静脉则走行在肝段间（图 2.5 ）。

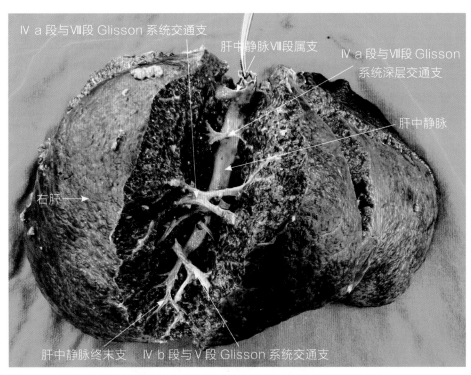

图 2.5　正中裂及走行在其内的肝中静脉

2. 右叶间裂

右叶间裂是右前叶和右后叶的分界线，肝右静脉走行其中。表面标志在肝膈面起于下腔静脉右壁向前下方行至肝下缘胆囊切迹中点与肝右缘连线的中外 1/3 交点。

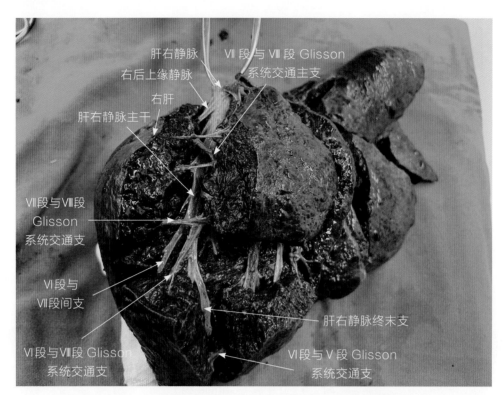

图 2.6　右叶间裂及走行其中的肝右静脉、右段间裂

3. 左叶间裂

左叶间裂即脐裂，相当于左纵沟的位置，内有左叶间静脉和门静脉左支矢状部走行。表面标志在肝膈面为肝镰状韧带左侧 1 cm 处与下腔静脉左壁的连线，在脏面则为肝圆韧带。

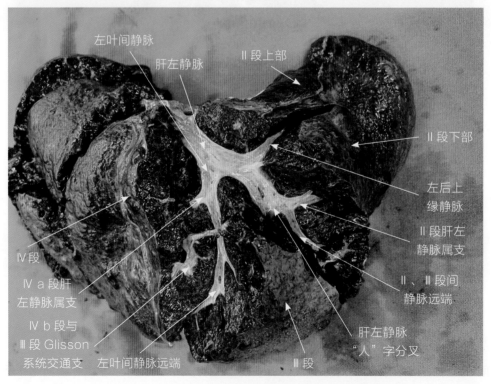

图 2.7　左叶间裂、左段间裂

H　沟

传统肝脏分叶是根据脏面的 H 沟将肝脏分为 4 叶（图 2.8），即左纵沟左边的左叶、右纵沟右边的右叶、横沟前面的方叶以及后面的尾状叶。这里重点讲述方叶和尾状叶。

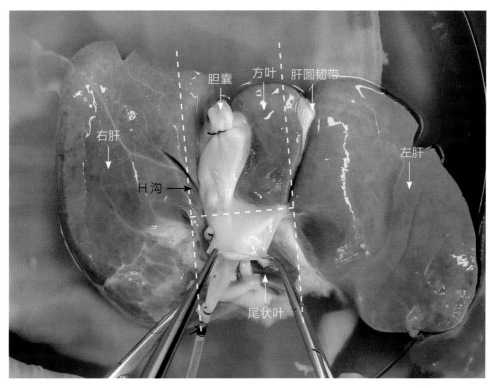

图 2.8　H 沟

方　叶

1. 概述

肝方叶处于肝左内叶。其前缘为肝脏的下缘，左缘为肝圆韧带，后缘为第一肝门，右缘为胆囊窝（图 2.9）。

2. 临床意义

（1）当肝方叶肿瘤或者肝门部胆管手术需要充分显露肝Ⅰ、Ⅱ级胆管，拟切除肝方叶时，由于肝门板与肝方叶实质间具有明显的界线，可沿肝门板表面钝性剥离，将肝方叶边缘推开，使得切除或胆肠吻合过程变得更为容易；同时，肝方叶具有保护肝门部重要结构的作用。

（2）有研究显示，肝门胆管狭窄合并结石手术及高位胆管空肠 Roux-en-Y 吻合术中，联合切除方叶可有效防止吻合口狭窄、胆管炎等并发症的发生。

（3）热方叶征：表现为肝方叶在动脉期和静脉期出现密集的局灶性楔形强化区域，继发于上腔静脉（superior vena cava，SVC）阻塞。如果经上肢静脉注射对比剂增强扫描，可以看到肝脏 IVa 段有一局灶性高灌注区域，称为局灶性热点区或热方叶征，其原因是对比剂经胸廓上静脉、腹壁上静脉和上附脐静脉能够更快到达肝脏。

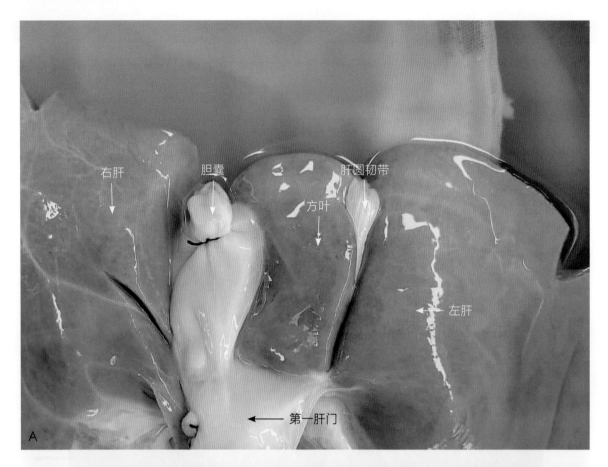

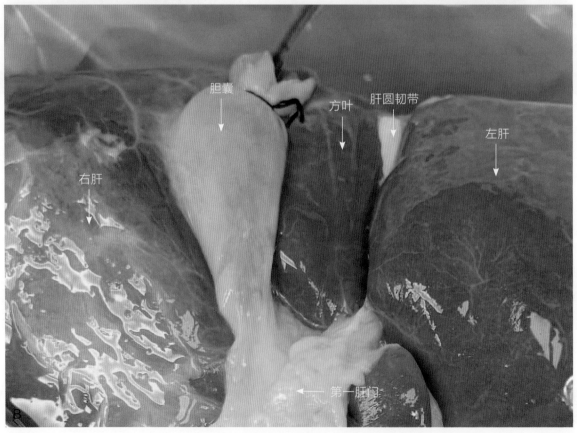

图 2.9 方叶

尾状叶

尾状叶又称 Spiegel 叶、肝背段。一般认为尾状叶是 Cantlie 线与镰状韧带两个矢状面之间肝背裂后肝背部的部分。

尾状叶由于具有单独的 Glisson 系统（接受肝门静脉左、右支的双重分布，以发自左支横部的为主，而尾状突主要接受肝门静脉右后支的分布；图 2.10）和回流静脉（肝短静脉，注入下腔静脉肝后段即第三肝门处），因此在 Couinaud 分段法中被分为一个独立的肝段（Ⅰ段）。基于尾状叶解剖结构的特殊性，黄志强等将尾状叶外科称为"肝外科的最后领域"。

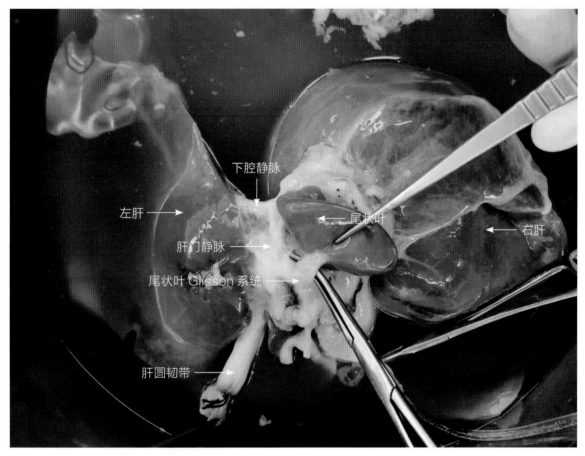

图 2.10　尾状叶及其 Glisson 系统

1. 分部

尾状叶可分为三部分，即肝中静脉左侧的 Spiegel 叶、肝中静脉右侧的尾状突以及二者中间的腔静脉旁部（图 2.11）。早在 1994 年，Couinaud 就提出了将尾状叶分为 S1 段（Spieghel 叶）和 S9 段（腔静脉旁部和尾状突），随着腹腔镜和活体肝移植技术的进步，这一分段法越来越受到重视。

2. 彭氏切割线

彭氏切割线（图 2.12）又称顶突线，是由彭淑牖等提出的，因此称彭氏切割线。其上端位于静脉韧带、肝左静脉和下腔静脉交汇处，下端为尾状突和右肝的连接处，上下两端间假想的连线即为尾状叶右侧界限。

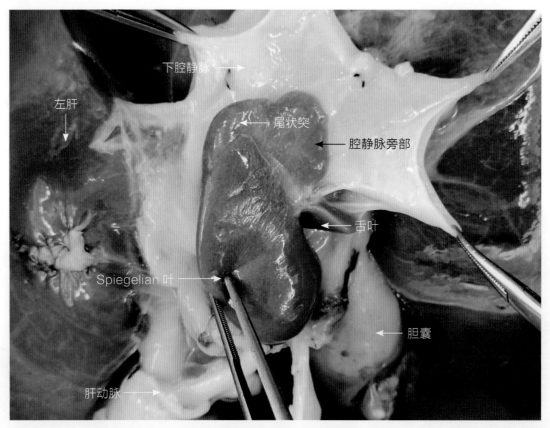

图 2.11 尾状叶分部

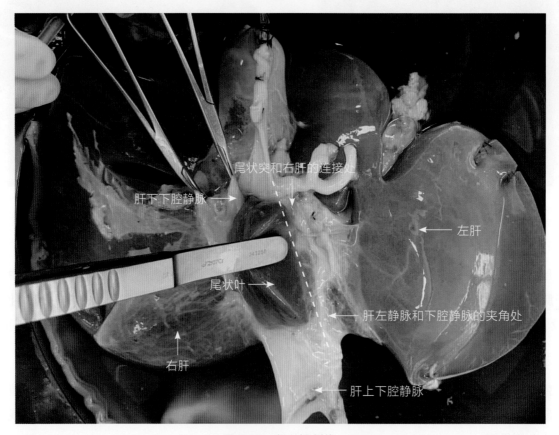

图 2.12 彭氏切割线

　　彭氏切割线的切面是从肝左静脉至门静脉右侧的倾斜面，即为肝尾状叶和相邻肝段的界面，沿此线完整切除肝尾叶，可为下腔静脉的缝合充分暴露视野（图 2.13）。

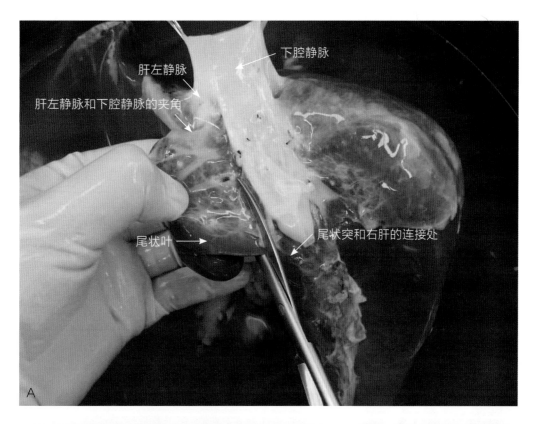

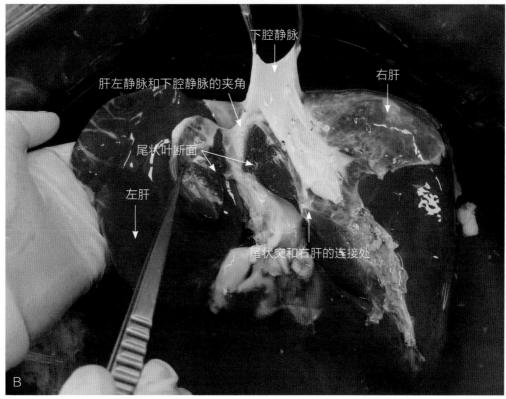

图 2.13　尾状叶切除过程

A. 沿着彭氏切割线切除尾状叶；B. 尾状叶切除

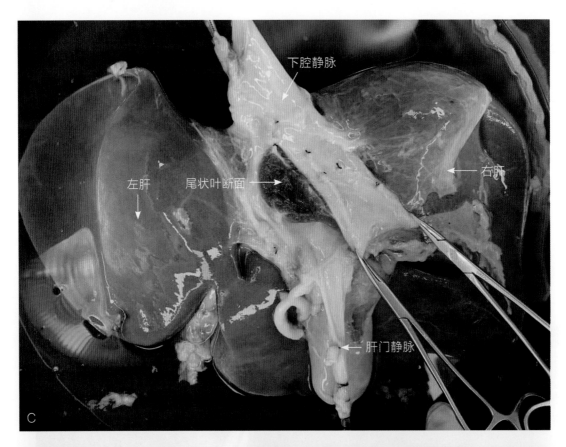

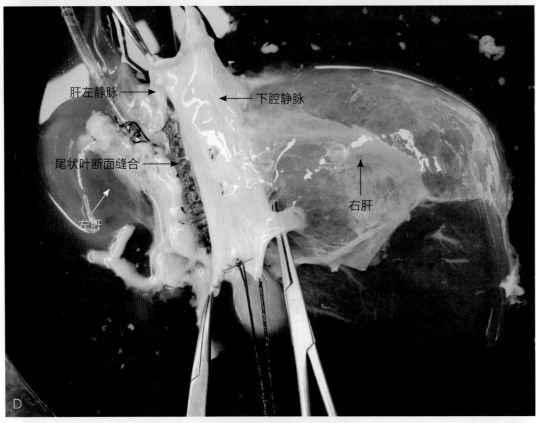

续图 2.13　尾状叶切除过程

C. 修肝时尾状叶切除断面；D. 断面缝合

二、其他分段法

1. 高崎健分段法

1986年，日本学者Takasaki（高崎健）把Glisson系统看作树状结构，肝十二指肠韧带看作其主干，然后在肝门处扩展成两个一级分支即左、右主支。其中右主支再分为两个二级分支，而左分支继续延伸至横部，移行为左侧的二级分支。也就是说，肝脏的总血供由Glisson蒂的三个二级分支组成。以此为基础，可以将肝脏分为大小大致相同、每个部分约占肝脏总体积30%的右段、中段和左段，以及直接由一级分支供应、占总体积10%的尾状叶四个部分（图2.14）。

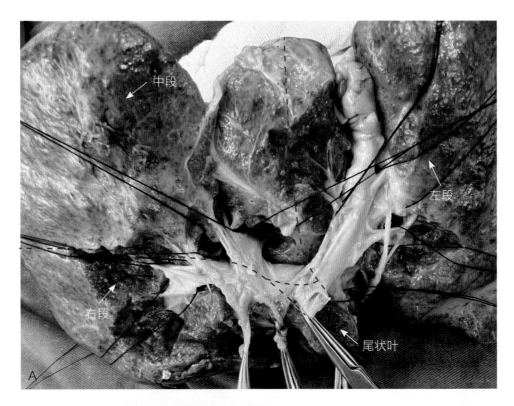

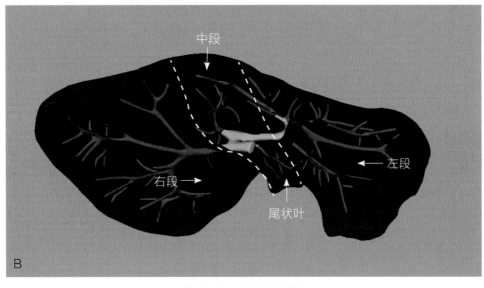

图 2.14　高崎健分段法

2. 竜崇正（Cho）分段法

1999 年，竜崇正（Cho）提出了 7 段划分法。这种方法以门静脉走行、肝静脉回流为基础，结合影像学和胚胎学，将肝脏分为左肝的外上段、外下段和内侧段，右肝分为前腹段、前背段、后段，尾状叶看成一段，共 7 段。与 Couinoud 分段不同，竜崇正将肝右叶分为前腹段、前背段和后段，前腹段静脉回流至肝中静脉，前背段静脉和后段静脉回流至肝右静脉。肝静脉主要作为这些肝段的回流静脉，而不作为各肝段的界限（图 2.15）。

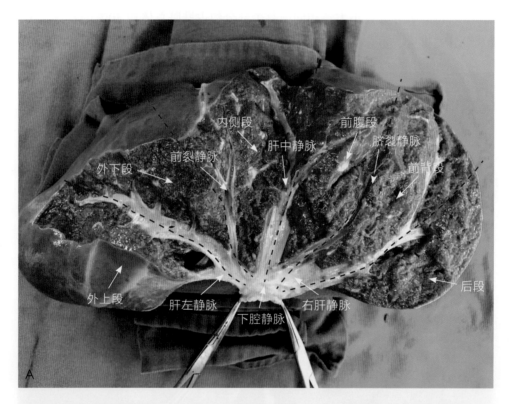

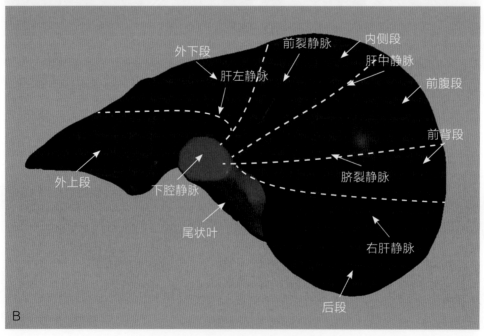

图 2.15　竜崇正（Cho）分段法

尽管后续有学者从不同角度提出了各种新的肝脏分段观点，但以 Glisson 系统的三联管道分支供血并引流胆汁，以肝静脉为段间界限并引流相邻肝段回血的 Couinaud 肝段划分法仍然是现代肝脏分段研究的解剖学基础。现阶段各种分段方法均未突破这一分段原则，可看作是对 Couinaud 分段法的修正和补充。

为了方便各国学者交流，国际肝胆胰协会于 2000 年提出了国际统一的肝脏解剖及外科手术命名方法，把肝分为下列三级结构：2 半肝、4 区、9 段。这种方法与 Couinaud 分段法的区别是将原 I 段分为 1 段和 9 段，其余段以阿拉伯数字代替原有的罗马数字。

第 2 节　肝周韧带

一、概述

肝周韧带除了由腹膜形成的镰状韧带、冠状韧带和左、右三角韧带，还包括肝圆韧带和 Makuuchi 韧带（图 2.16）。

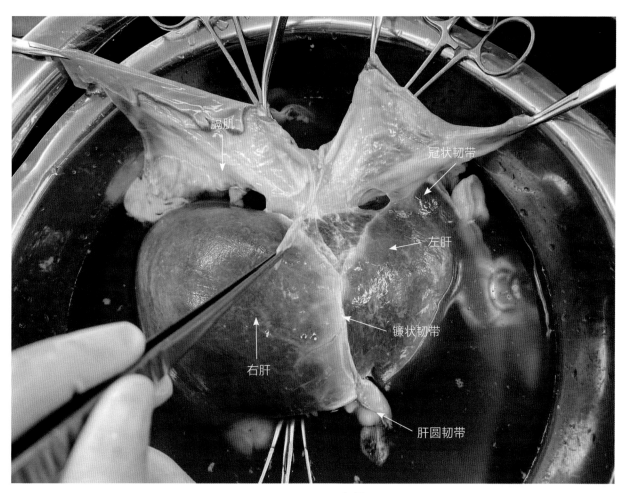

图 2.16　肝周韧带

二、镰状韧带

镰状韧带是膈与肝上面之间的双层腹膜结构，大致呈矢状位，自脐至肝的上面，因其侧面观呈镰刀状而得名（图 2.17）。其游离缘内含肝圆韧带。

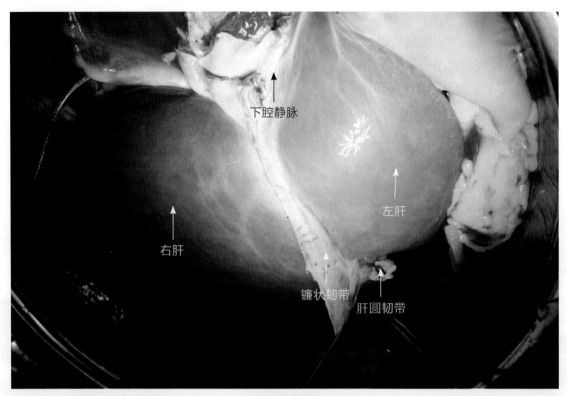

图 2.17　镰状韧带

镰状韧带的临床意义包括以下几点。

1. 解剖意义：①由于镰状韧带位于前正中线的右侧，脐以上腹壁正中切口需向下延长时，应偏向正中线左侧，以免损伤游离缘内的肝圆韧带及内侧的附脐静脉。②镰状韧带是肝左叶间裂的表面解剖标志，将肝脏分为左内叶和左外叶。③沿镰状韧带向上后方的延长线，正对着肝左静脉或肝左、中间静脉合干后注入下腔静脉处，因此手术暴露第二肝门时，可按此标志寻找。

2. 镰状韧带缺损会导致腹内疝的形成：该疝易导致肠坏死，但临床表现缺乏特异性，使得术前诊断非常困难，易延误手术。若 CT 提示腹壁和肝脏之间镰状韧带位置出现扩张的肠袢，应警惕腹内疝。但 CT 检查的特异性不高，故临床医生应及时决断，及早剖腹探查。

3. 作为皮瓣和移植物：由于镰状韧带在大多数患者中都很容易识别，且采集操作简单，可将其作为皮瓣和移植物来修补膈疝、消化性穿孔和重建修复胆道、静脉，以及覆盖肝脏切离面、包裹胰十二指肠切除术（pancreaticodudenectomy，PD）术后吻合口下的血管等。这在大网膜缩短切除或已被应用的患者显得尤为有用。

4. 镰状韧带征：在空腔脏器穿孔等腹腔积气的情况下，镰状韧带被腹腔内的自由空气包围，在腹部 CT 扫描时镰状韧带可表现为一条垂直的软组织带。

基于镰状韧带的这些特点，在进行腹部手术时，若非必要，应尽量避免将其损伤。

三、肝圆韧带

肝圆韧带是由胎儿时期的脐静脉（连接胎儿肝脏门静脉左支与胎盘）在出生后逐渐萎缩、闭锁形成。其经镰状韧带的游离缘内行至脐，位于肝脏面左纵沟前部的肝圆韧带裂内（图 2.18）。

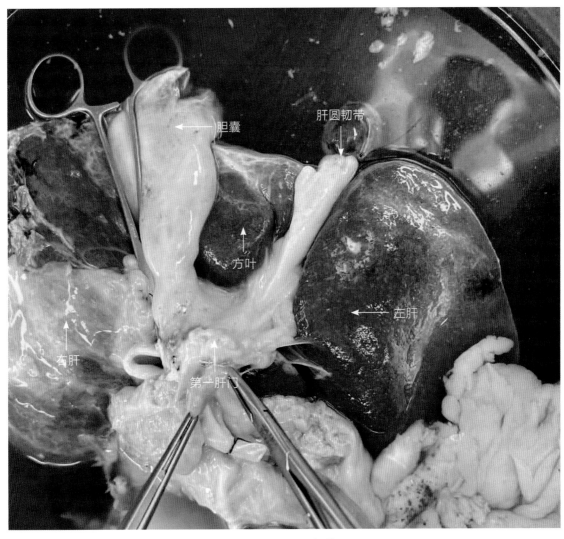

图 2.18　肝圆韧带

肝圆韧带的临床意义包括以下几点。

1. 肝圆韧带潜在腔道在肝硬化门静脉高压的患者中可出现病理性再通，说明临床上其可作为门静脉高压症分流术的通道（图 2.19）。

2. 可以作为入腹的标志。经肝圆韧带开腹与常规开腹相比，开腹时间明显缩短。

3. 可以行经脐静脉插管术满足极低出生体质量儿快速静脉输液及长时间静脉营养支持的需要。

4. 值得一提的是，肝圆韧带血管丰富，将其作为自体修补材料，在修补上消化道穿孔、膈疝以及修复胆道、静脉等方面具有较广泛的临床应用前景。

5. 此外有研究显示，在腹腔镜下胰十二指肠切除术（laparoscopic pancreatoduodenectomy, LPD）后将肝圆韧带包裹在胃十二指肠动脉残端，虽然不能降低胰瘘、胆瘘或胃排空延迟的发生率，但是该操作能有效降低 LPD 后 B 级和 C 级胰腺切除术后出血的发生率，且该操作并不复杂。

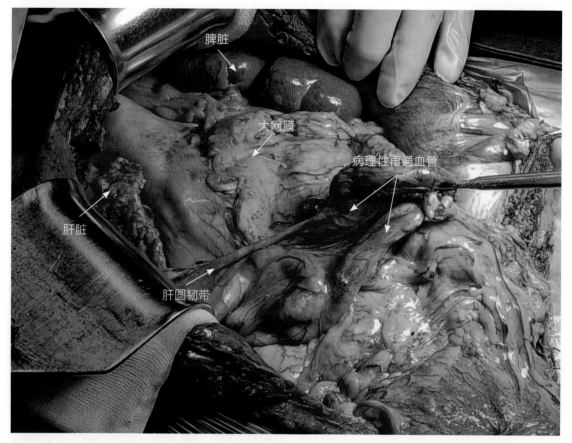

脾脏

大网膜

病理性再通血管

肝脏

肝圆韧带

图 2.19　肝圆韧带

四、冠状韧带

冠状韧带位于右上腹、肝的上面和膈之间；分为左、右两部，位于左叶者称左冠状韧带，位于右叶者称右冠状韧带（图 2.20）。

冠状韧带的临床意义包括以下两点。

1. 与其他韧带一起参与固定肝脏，使其保持正常的解剖位置。

2. 参与淋巴引流：肝膈面的浅淋巴管多经镰状韧带和冠状韧带注入膈上淋巴结和肝淋巴结，冠状韧带内的部分淋巴管注入胸导管，使淋巴管之间存在丰富的交通，维持肝脏的正常生理功能。

五、左三角韧带和右三角韧带

在肝脏的两端，冠状韧带的前后两叶融合增厚，形成左三角韧带和右三角韧带。左三角韧带位于肝左叶的上面与膈肌之间（图 2.21）。其变异较多，通常含有肝纤维附件，是新生儿特有的肝残留物，富有血管和迷走肝管等结构。

右三角韧带是冠状韧带的右端，为一短小的 V 字形腹膜皱襞，连于右叶的外后面与膈肌之间（图 2.22）。

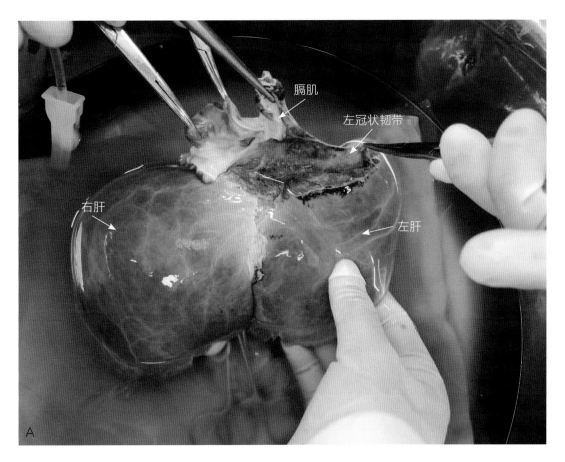

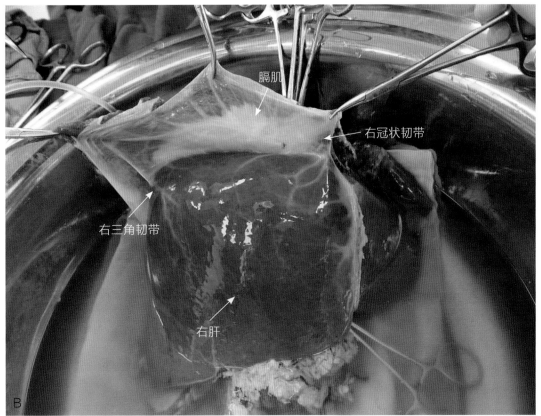

图 2.20　冠状韧带

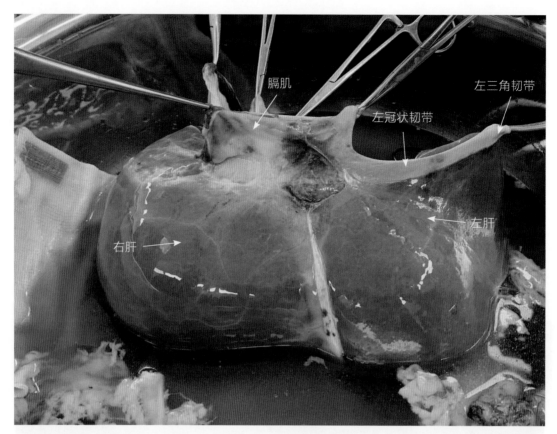

图 2.21　左三角韧带

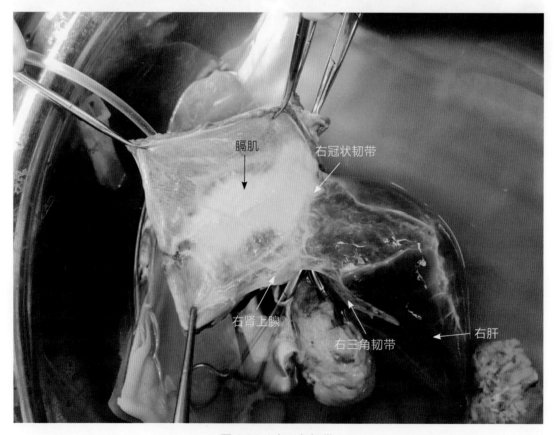

图 2.22　右三角韧带

1. 在肝脏手术及肝移植中需切断左三角韧带时，应予以稳妥缝扎，以避免不必要的出血及胆漏。此外，由于左外上亚段是肝内胆结石的易发部位，而 Healey 和 Schroy 证实迷走胆管系左外上亚段胆管的延续，故该亚段胆管阻塞后，可能出现自发性胆漏。

2. 李晓平等在解剖肝脏左三角韧带时，发现其内位于肝上缘的肝左后上缘静脉出肝处的左侧有一支动脉较为恒定，将其命名为肝上动脉。该动脉出现率达 80%，靠近肝上缘可以找到该动脉，可作为到达第二肝门的标志。在腹腔镜手术中紧贴肝上缘打开左三角韧带不易损伤膈肌和肝静脉，出血少、速度快，可以使第二肝门左入路获得良好的手术显露。

3. 三角韧带对于修复巨大食管裂孔疝的前膈缺损可能有价值，但需要进一步研究测量三角韧带的抗拉强度并评估其长期临床功能。

六、Makuuchi 韧带

Makuuchi 韧带由日本著名肝脏外科专家 Makuuchi 最早描述而得名，又称下腔静脉韧带。该韧带位于肝后下腔静脉中上 1/3 处（图 2.23），起自肝右叶，绕过下腔静脉右侧壁和后壁，至左侧壁与左侧尾状叶相连；宽 0.5~3cm，厚 0.1~0.5cm。

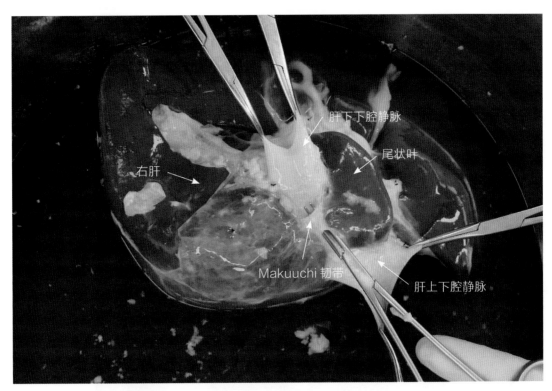

图 2.23　Makuuchi 韧带

1. 分型

Makuuchi 韧带根据其组织成分的不同可分为三种类型（图 2.24）：①纤维组织型。主要由纤维组织构成，该型韧带较薄。②肝组织型。主要由肝组织构成，韧带较厚且宽，韧带内常有小血管。③混合型。韧带由肝组织和结缔组织混合而成。

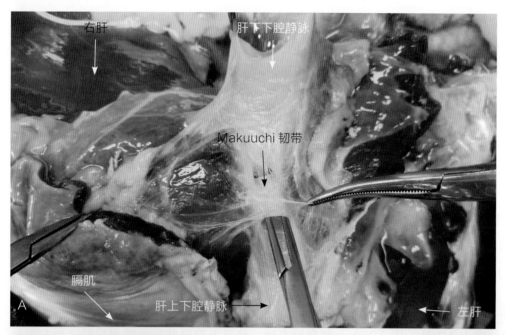

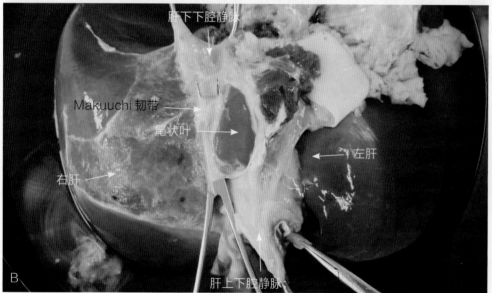

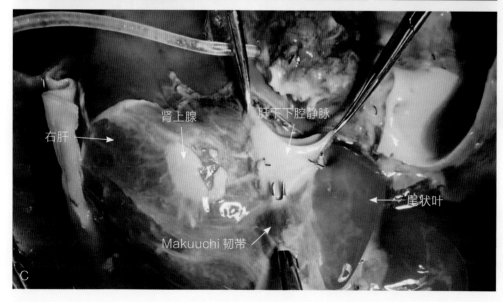

图 2.24 Makuuchi 韧带分型

A. 纤维组织型；

B. 混合型；

C. 肝组织型

修肝时打开 Makuuchi 韧带，可见其后的下腔静脉壁（图 2.25）。

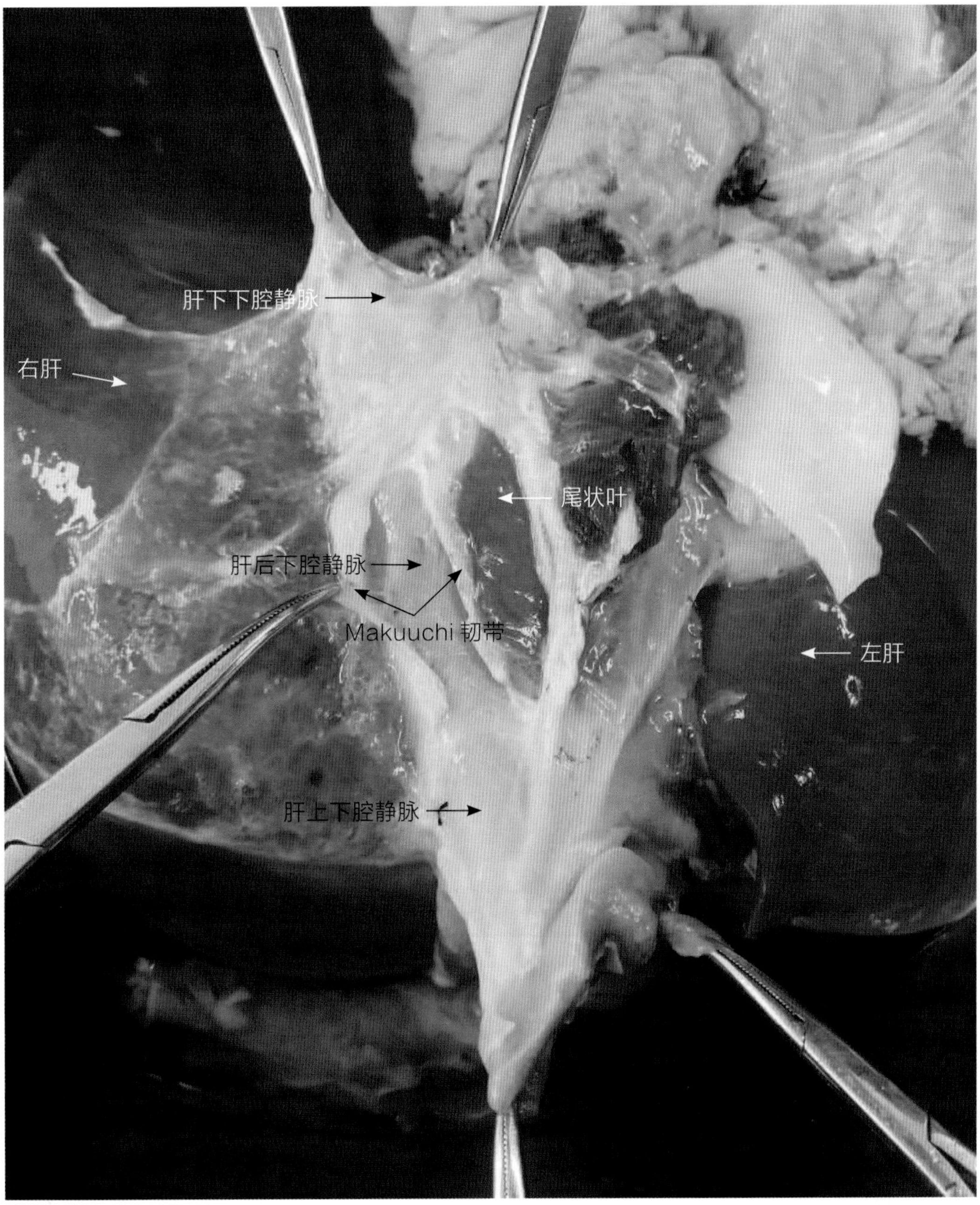

图 2.25　打开 Makuuchi 韧带

2. 临床意义

（1）Makuuchi 韧带是右肝静脉汇入下腔静脉的标志之一：在将肝右叶裸区完全游离后，于肝脏与下腔静脉结合部可见到此韧带；术者沿肝脏与下腔静脉的间隙分离、切断该韧带即可显露出右肝静脉的右侧壁，这对接下来进行肝静脉阻断施行肝脏切除具有重要意义。

（2）鉴于该韧带中可能有血管，手术及肝移植供肝修整时应先钳后断，并予以结扎（如图，供肝修整结扎）；在左侧游离肝尾叶时，也要先离断该韧带 。

第 3 节　Arantius 管

一、概述

Arantius 管又称肝静脉韧带，是由胎儿时期静脉导管（从门静脉左支延伸至腔静脉）萎缩形成，位于肝脏面左纵沟后部的静脉韧带裂内（图 2.26），是由 16 世纪外科医生及解剖学家 Arantius 首次描述而得名。

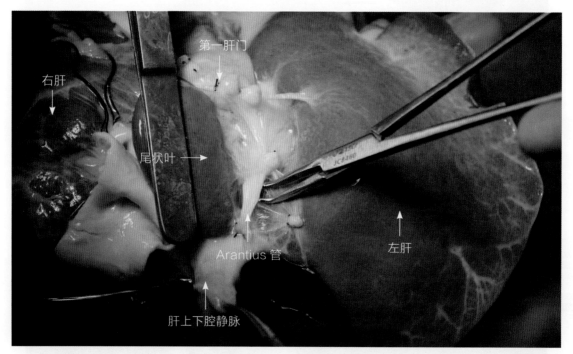

图 2.26　Arantius 管

二、解剖结构

通常认为 Arantius 管从门静脉左支延伸至腔静脉本身。但有解剖学细节表明，Arantius 管的纤维插入左肝静脉或肝左中静脉的共干处（图 2.27）所示。

三、临床意义

1. Arantius 管入路：腹腔镜下肝左叶切除、扩大内侧段切除等手术初始过程中，解剖 Arantius 管的头侧和尾侧边缘，可以很好地控制和预处理进出肝脏的血流；解剖 Arantius 管所在的解剖平面，可以很好地分离左叶和尾状叶，并暴露肝中静脉。

2. Arantius 管在左半肝切除术中的重要性：如果在肝外显露肝中 / 左静脉主干，需要先解剖肝静脉陷窝；切断韧带并向上游离，即把肝中 / 左静脉主干后方游离，使游离肝中 / 左静脉主干变得容易。但切断 Arantius 管后，应予以结扎断端，以防止个别导管未闭而导致出血。

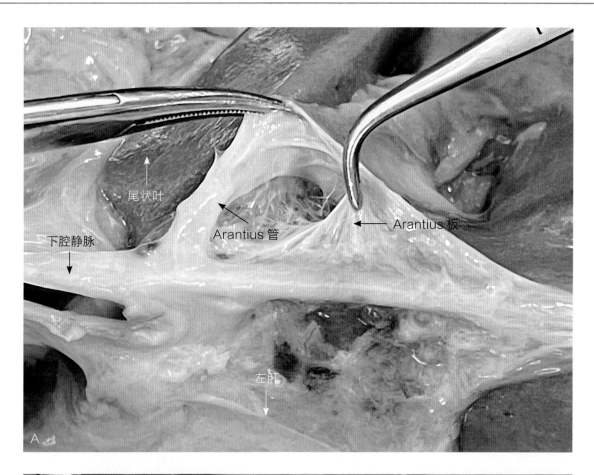

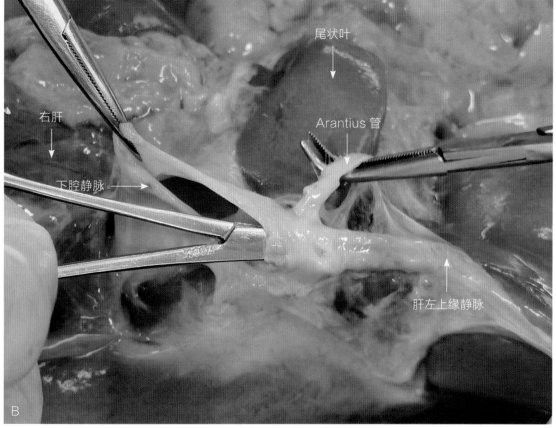

图 2.27 Arantius 管内部结构

3. Songshan Chai 等设计了 Arantius 管悬吊术，以便于使腹腔镜孤立尾状叶切除术中左肝外侧叶回缩，可暴露较满意的手术视野。但该技术的可行性及优势有待进一步研究。

第 4 节　Rouviere 沟

一、概述

Rouviere 沟（图 2.28）又名右肝切迹、甘斯切迹、RS 沟、路氏沟，因最早由法国医生 M.H. Rouviere 描述而得名，是一由肝门向右走行、位于尾状突前面的约 2 cm 的裂隙。

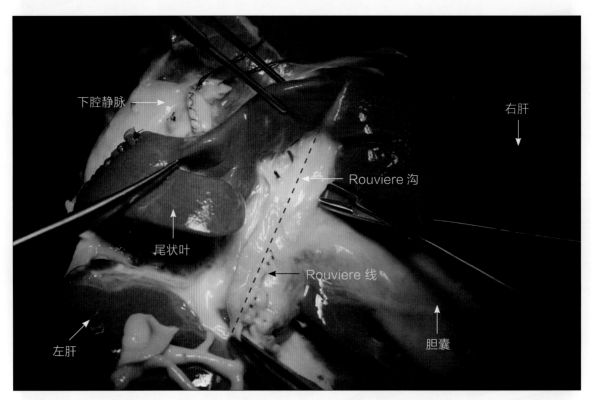

图 2.28　Rouviere 沟

二、解剖结构

根据 Rouviere 沟的形态可将其分为三型（图 2.29）：①开放型：沟内可见肝右后叶 Glisson 鞘，且全程开放。②融合型：沟中肝右后叶 Glisson 鞘近端被肝实质覆盖，与肝脏融合，表面可见白色融合线。③缺失型：即完全融合，右肝未见明确沟裂。

三、临床意义

1. Rouviere 沟存在于大多数人中，是右肝脏面唯一的表面解剖标志，在腹腔镜胆囊切除术中具

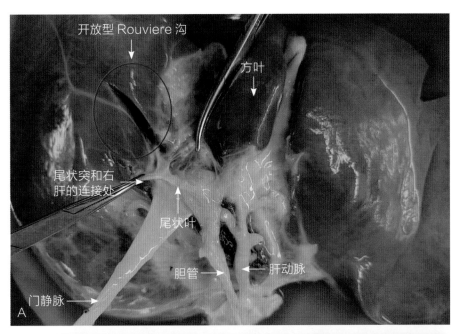

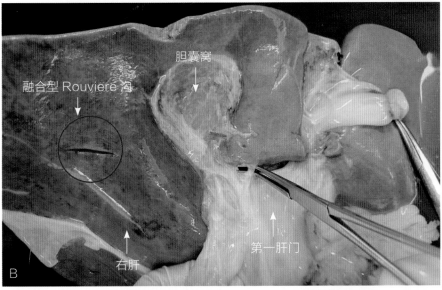

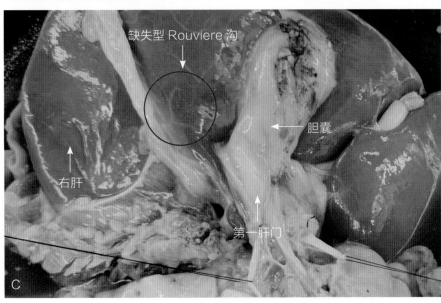

图 2.29　Rouviere 沟

A. 开放型；B. 融合型；C 缺失型

有定位作用。

2. 识别 Rouviere 沟可作为避免胆管损伤的重要标志物。腹腔镜切除胆囊时，Rouviere 沟顶部与 S4 段底部的连线进行胆囊前三角的解剖可以有效避开胆总管。

（1）开放型及融合型 Rouviere 沟在手术操作时易于识别，可以在 Rouviere 沟平面定位胆总管起始部位，可有效避免手术中医源性胆总管高位损伤。且 Rouviere 沟底是右后叶肝蒂或右后肝蒂分支的起始部（图 2.30），稍做解剖分离就可以显露整个肝门右侧部分，可以为右后肝叶的切除提供参照。

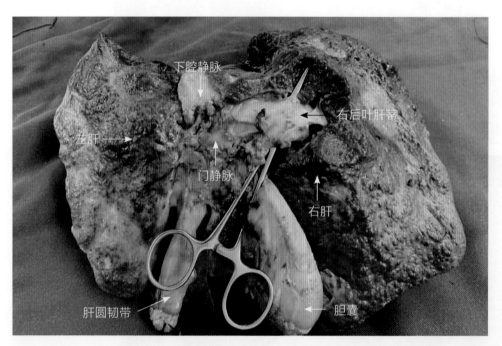

图 2.30　Rouviere 沟内

（2）对于 Rouviere 沟缺失型患者，在进行手术时，需要临床经验丰富的医生借助右后肝蒂肝实质处的小切迹构建假设的 Rouviere 沟进行解剖。

第 5 节　胆囊三角

一、概述

胆囊三角又称 Calot 三角、卡洛三角。最初法国外科医生 Jean-Francois Calot 描述为下方以胆囊管为界，内侧以肝总管为界，上部以胆囊动脉为界的等腰三角形。

二、解剖结构

现代外科学将胆囊三角定义为胆囊管、肝总管及肝脏下缘三者构成的三角形区域（图 2.31）。该三角区域内常有发自肝右动脉的胆囊动脉和副右肝管经过，并可有胆囊颈部的淋巴结。

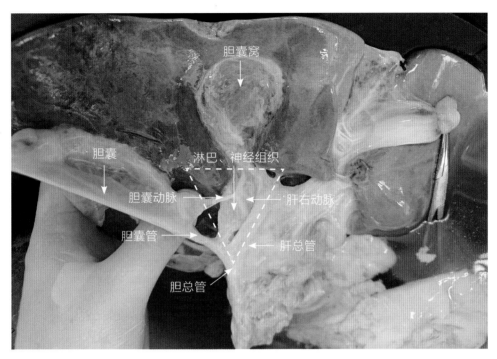

图 2.31 胆囊三角

三、临床意义

1. 如图 2.32 所示，胆囊动脉多起自肝右动脉，也可以起源于替代的肝右动脉（12%）、肝左动脉（6.2%）等。胆囊动脉不仅起源有变异，走行也有变异。故术中游离胆囊三角时，应明确是否存在动脉变异，在该区域的解剖结构完全确定之前，不可盲目结扎或分割任何结构。

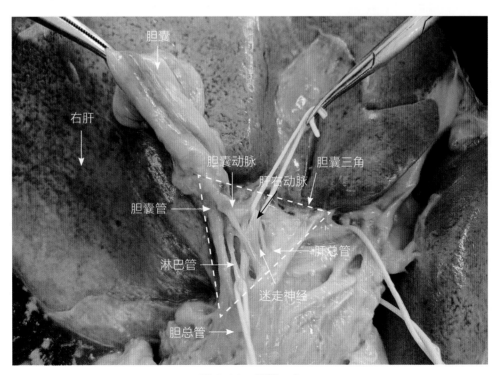

图 2.32 胆囊三角

2. 在临床工作中,在胆囊三角解剖难以确认时,可采用逆行切除胆囊的方法。将胆囊从胆囊床游离下来,再阻断胆囊管及胆囊动脉,最后确认胆囊管、胆囊动脉及肝外胆管等解剖关系无误后再予切断。这种方法可以避免损伤胆管。

3. 胆囊后三角:由胆囊壶腹后壁、胆囊管和肝脏面共同构成的三角形间隙,是相对胆囊三角而言的;只有在腹腔镜手术时才有其解剖学意义。该三角形间隙相对较大,松解胆囊浆膜可将其敞开,可清晰显示壶腹和胆囊管的关系。

4. 胆囊窝扩张征:肝硬化患者胆囊周围空间(胆囊窝)经常扩大,称之为胆囊窝扩张征。

第6节 肝桥

一、概述

肝桥(图 2.33)即覆盖在肝圆韧带裂(分开方叶和左叶)上的肝组织,其出现使肝圆韧带成为了韧带隧道。目前关于肝桥的命名、分型等尚无统一标准,这给对该变异的研究带来了困难。

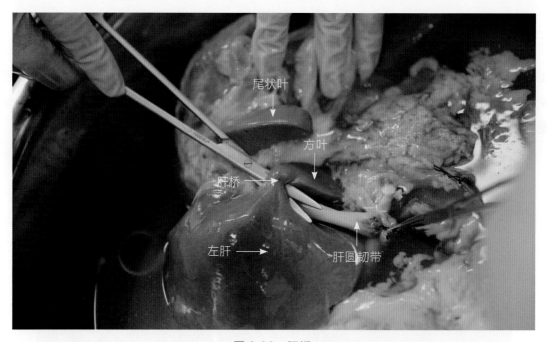

图 2.33 肝桥

二、解剖结构

Couinaud 将肝桥分为三种类型。

1. Ⅰ型为无交通(图 2.34)。

2. Ⅱ型为膜状或线状纤维组织(图 2.35)。

3. Ⅲ型为方叶和左叶表现为覆盖在脐静脉之上的联合叶(图 2.36)。

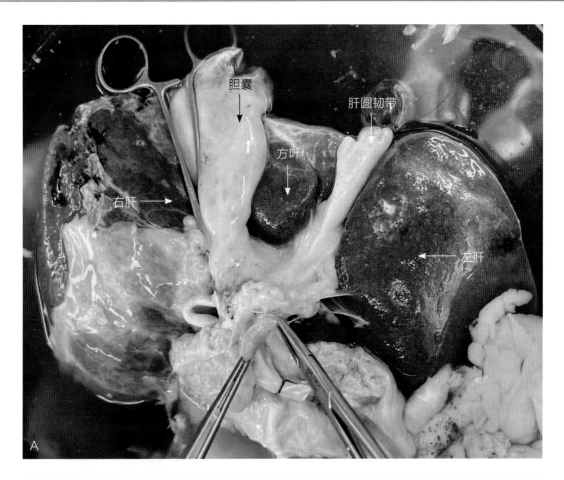

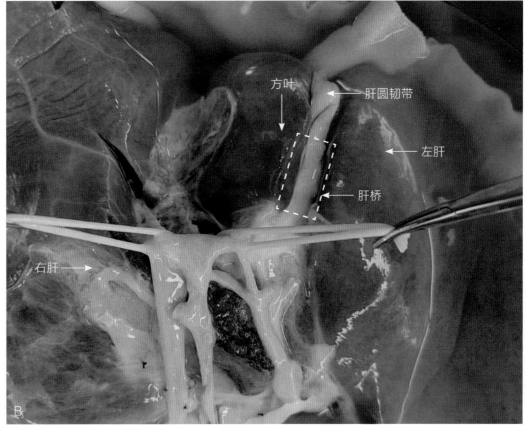

图 2.34　I 型

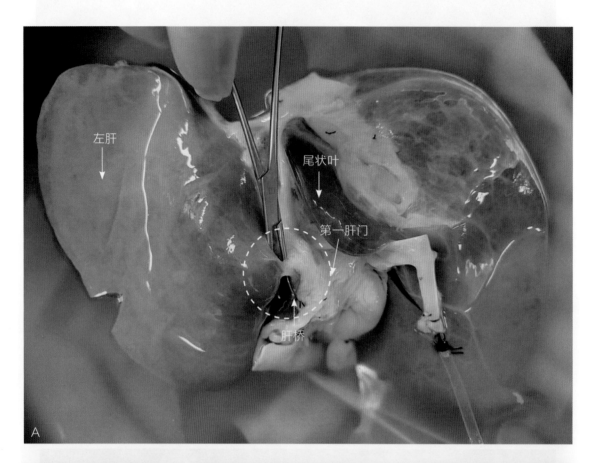

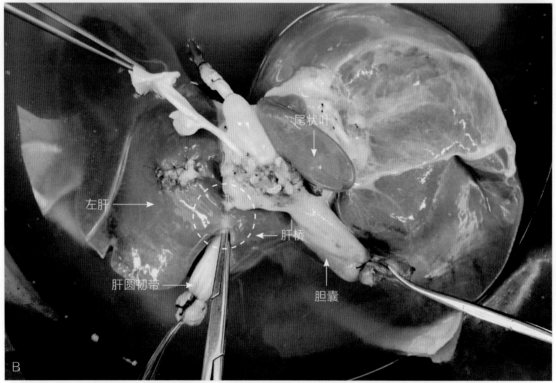

图 2.35 Ⅱ型

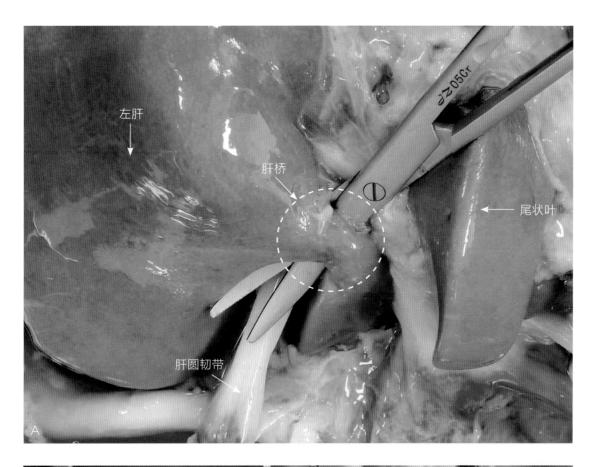

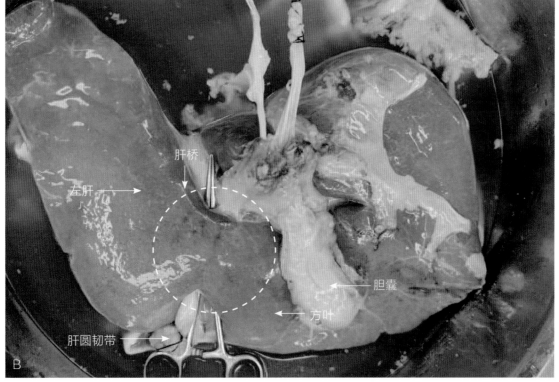

图 2.36 Ⅲ型

三、临床意义

肝桥有重要的临床意义，可能影响到相关疾病的诊断及治疗。

1. 不了解肝桥的放射科医生可能会将其误认为病理性病变。

2. 肝裂可能会降低诊断成像的可靠性，其中脐裂中存在的游离气体是空腔脏器穿孔的可靠早期指标；完整型肝桥可以防止空气积聚，放射科医生以这种方式识别气腹。此外，在准备肠系膜-门静脉（Rex）分流术期间，肝桥可能会限制术前超声对脐裂内左门静脉脐段的评估。

3. 肝桥可能会影响包括脐裂在内的肝脏切除术、Rex分流术、细胞减灭术联合腹腔内温热化疗（治疗转移性腹膜恶性肿瘤的重要方法）等外科手术。此外，在肝桥下形成的隧道里可能藏有导致肿瘤复发的恶性细胞。因此，许多权威机构建议将分割和解剖肝桥作为标准步骤。

第7节　肝包膜及肝裸区

一、概述

肝脏重量可达 1.44~1.66 kg，呈棕红色，为橡胶般质地。肝脏的大部分位于右侧季肋部，仅小部分超越前正中线达左季肋部，即位于胃的上方和左边、肺的下方。除肝裸区外，肝脏的外部均覆盖着一层纤维组织膜（脏腹膜），因此肝脏属于腹膜间位器官（图2.37A）。这些纤维组织有助于固定肝脏的位置，并保护肝脏免受物理损伤。

肝硬化是一种影响全身的慢性病，主要病理变化是肝细胞的广泛破坏、变性、坏死与再生，纤维组织增生。因此肝硬化患者的肝脏质地会逐渐变硬，包膜增厚，边缘不整齐（图2.37B）。

由于冠状韧带上、下两层之间相距较远，肝后面形成一部分无腹膜覆盖的区域，称为肝裸区（图2.38）。

二、解剖分区

以下腔静脉为标志，肝裸区可分为下腔静脉右区、下腔静脉前区和下腔静脉左区三部分（图2.39）。

三、临床意义

1. 肝裸区与膈下腹膜外间隙、肝后下腔静脉间隙、下腔静脉旁间隙、纤维附件等结构相邻，可形成潜在的间隙。临床上可利用这些间隙进行精确安全的肝叶、肝段切除。手术中对这些结构的识别很重要，特别是对于防止肝脏肿瘤细胞扩散意义重大。

2. 对肝裸区的解剖特点的深入认识和学习，可沿无血管间隙解剖肝脏，进一步提高病变肝叶、肝段精准切除或肝移植手术的安全性，减少术中风险及术后并发症的发生。

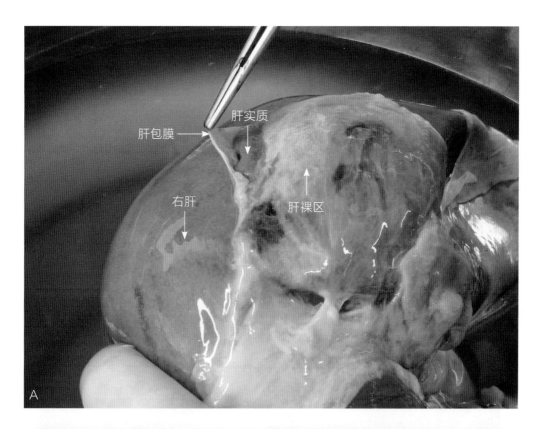

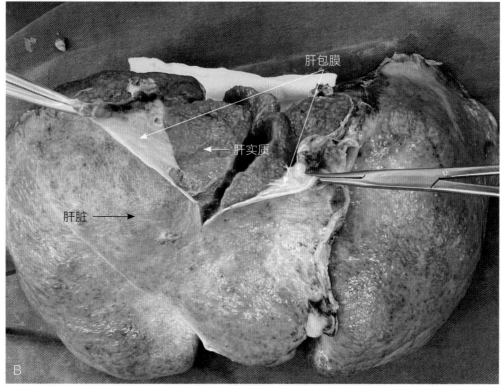

图 2.37　肝和肝包膜
A. 供体肝脏；B. 肝硬化肝脏

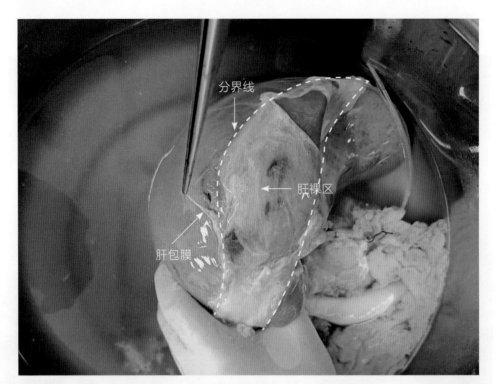

图 2.38　肝包膜、肝裸区

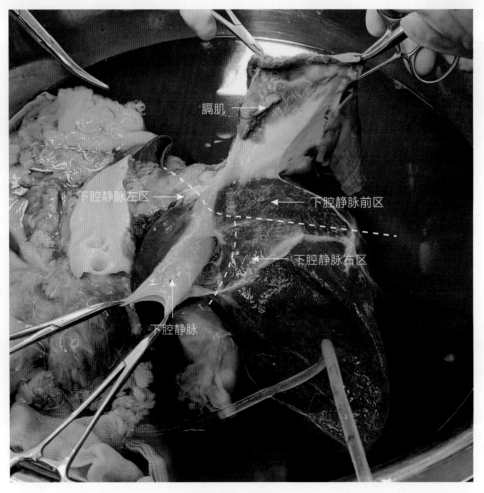

图 2.39　肝裸区

第 8 节　四个肝门结构

一、第一肝门

"门"是血管、淋巴管、神经等进出脏器的结构概念。肝脏脏面中部有略呈 H 形的三条沟，中间的横沟称肝门，此处有左、右肝管，肝固有动脉左、右支，肝门静脉左、右支和神经、淋巴管出入，又称第一肝门（图 2.40）。

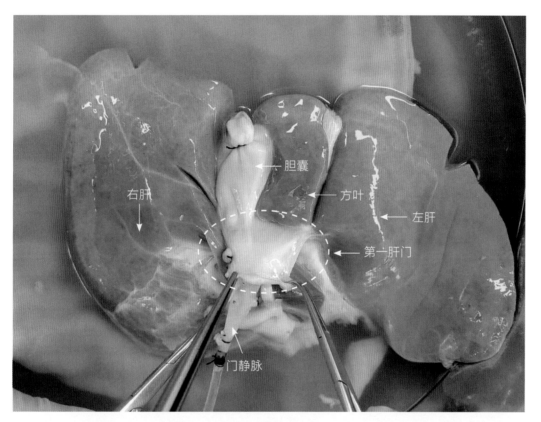

图 2.40　第一肝门

出入肝门的这些结构被结缔组织包绕，称肝蒂。其向内延续为 Gllison 鞘，向外延续为肝十二指肠韧带；后者为小网膜的右下部分，内有肝固有动脉、门静脉主干、肝总管等走行（图 2.41）。Saha 等对 110 例年龄和性别未知的离体成人尸体肝脏肝门结构进行了分析，总结了 16 种肝门的解剖学分类。深入研究、认识、掌握肝门的结构及其变化，对于围肝门区及整个肝胆外科疾病的处理都是非常必要的。

（一）围肝门外科

围肝门区（图 2.42）是指以进入第一肝门的脉管结构为中心，包含邻近肝实质和肝门板纤维结缔组织的立体解剖区域。其背侧边界（底部）是尾状叶；腹侧边界（顶部）是肝方叶；下缘是胆囊管汇入胆总管处；上缘是肝门横沟的顶端；右侧边界是 P 点，即右前、右后胆管的分界点；左侧边界是 U 点，即左内、左外胆管的分界点。

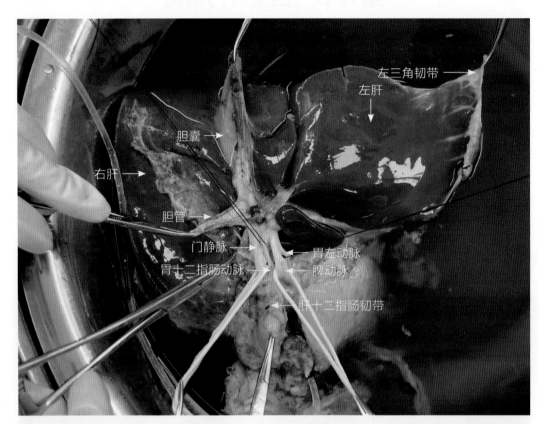

图 2.41　肝十二指肠韧带内的结构

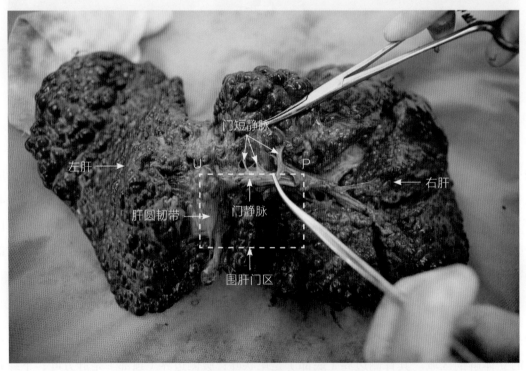

图 2.42　围肝门区
U. 左侧边界；P. 右侧边界

肝胆外科手术中，技术上的难点是对于肝门部的处理，肝门部也是手术并发症最常发生的部位。黄志强在 2002 年提出了"围肝门外科"的概念。董家鸿等基于围肝门外科的实践经验，指出在此区域的手术面临解剖关系复杂、肝门结构位移、脉管处理困难以及尾状叶手术等挑战。

（二）临床意义

1.Pringle 入肝血流阻断法：Pringle 于 1908 年首次提出通过夹闭肝十二指肠韧带来阻断肝动脉和门静脉的入肝血流，从而减少肝切除过程中的出血。该法操作相对简单，术中先游离肝十二指肠韧带，用一束带或橡皮管环绕将其缩紧，即可阻断入肝血流（图 2.43）。

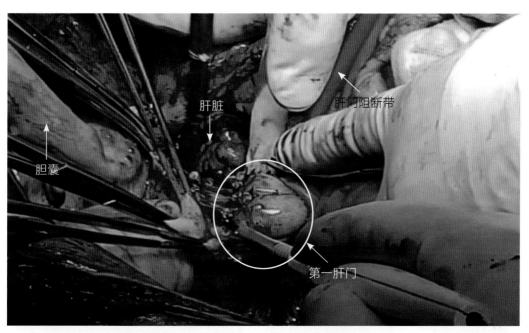

图 2.43　第一肝门阻断（阻断带为自制 7 号尿管）

该阻断法虽简单易行，但也存在不少缺点：①血流阻断不够彻底，因其只阻断入肝血流，而不能阻断出肝静脉、肝短静脉流出的血流回流，故术中出血量仍会较多。②该法不仅阻断了手术目标肝段的入肝血流，也阻断了正常肝组织的入肝血流，可引起缺血再灌注损伤，影响术后肝功能的恢复。③肝门阻断时间严格受限，术中需反复多次间隔阻断（阻断 15 min，间歇 5 min）。④阻断门静脉会导致胃肠道淤血、黏膜屏障功能受损，增加细菌感染的风险。

2.肝十二指肠韧带减张术：将肝门板组织与十二指肠球部浆肌层缝合并打结，把肝门部与十二指肠球部拉拢，使肝十二指肠韧带缩短，让缺损的胆管两断端在无张力下行端端吻合术，对缺损较大的医源性胆管损伤的治疗效果确切。

3.肝十二指肠韧带骨骼化：对晚期胆囊癌患者行规范适度范围根治术或扩大根治术的同时行肝十二指肠韧带骨骼化清扫，可减少术后并发症的发生，延长部分患者的生存期，提高术后生存率及生活质量。修肝时也可以尽量减少供体管道之外的组织，减轻排异反应（图 2.44）。

4.肝门显露方法：专家建议根据疾病特点选用适宜的肝门显露方法。顺逆结合的肝门显露手术入路可以在不切除肝实质的情况下，最大限度地暴露肝门胆管、显露病灶，利于手术进行。

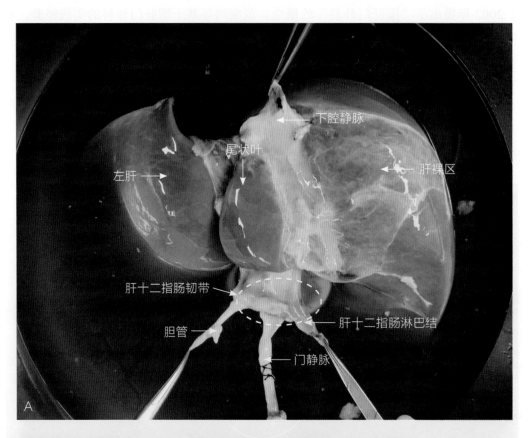

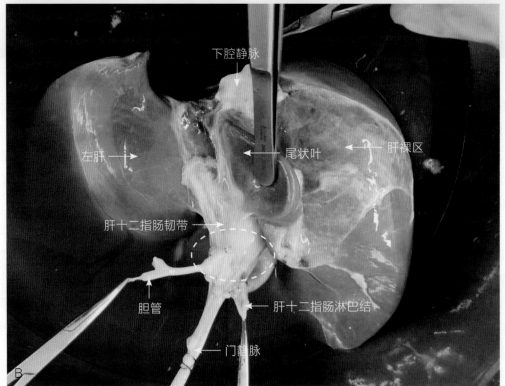

图 2.44　肝十二指肠韧带骨骼化

二、第二肝门

第二肝门（图 2.45）是由肝右静脉、肝中静脉和肝左静脉汇聚于肝后下腔静脉上段形成的。

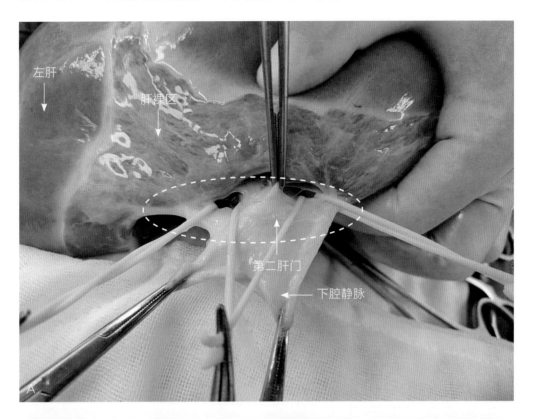

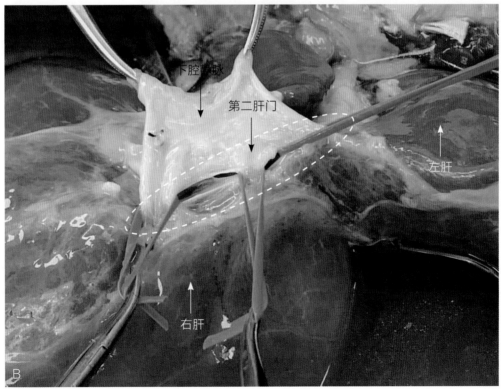

图 2.45　第二肝门

第二肝门也是肝静脉离开肝脏汇入下腔静脉的区域,包括腔静脉窝(图 2.46)及其上端向左延伸的横行沟。

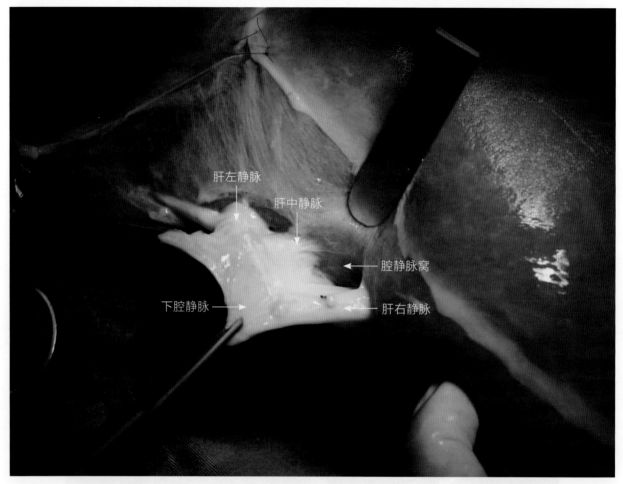

图 2.46　腔静脉窝

第二肝门的肝外标志是沿镰状韧带向后下方的延长线,此线正对着肝左静脉或肝左中静脉合干后进入下腔静脉处(图 2.47)。

三、第三肝门

第三肝门是除第二肝门以外肝脏血液直接汇入下腔静脉的门户,除了第二肝门以外的低位肝静脉称为肝短静脉(图 2.48)。

肝短静脉较大的一支为肝右后静脉(图 2.49)。依据其汇入下腔静脉肝后段上、中、下 1/3 的部位,可将其分为上、中、下三组,分别称为肝右后上、中、下静脉。肝右后下静脉位于肝脏面肾压迹处,主要引流肝脏第Ⅵ段血供,但并不是所有个体都具有此静脉。

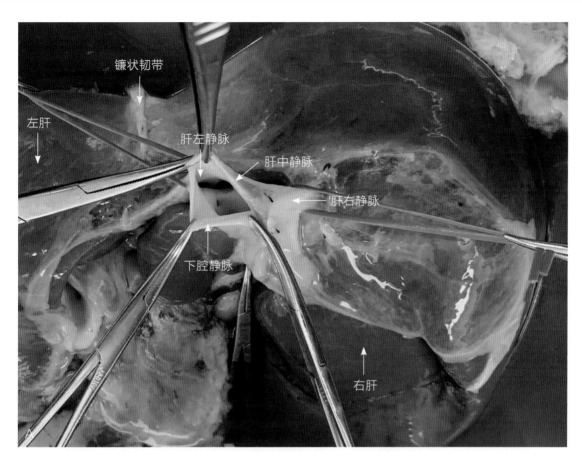

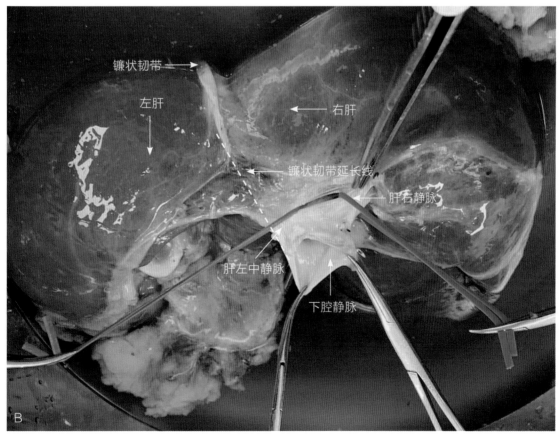

图 2.47　第二肝门肝外标志

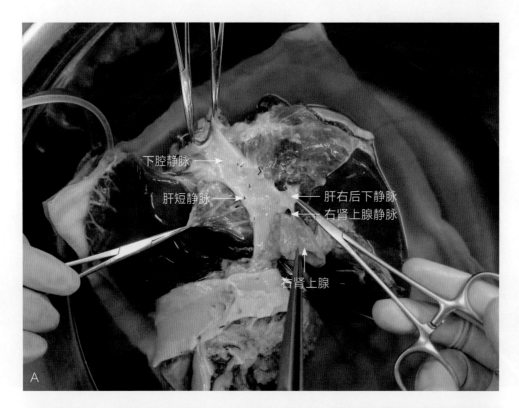

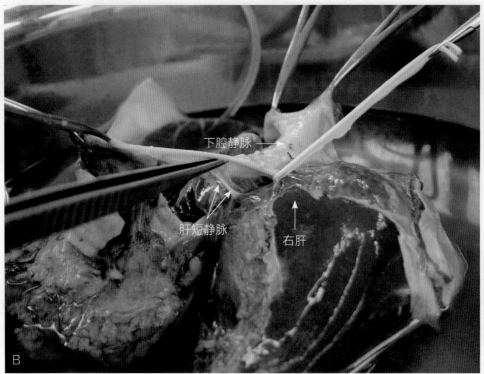

图 2.48　第三肝门

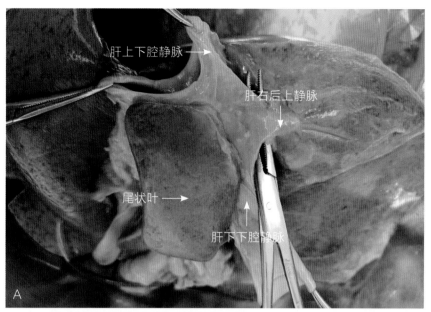

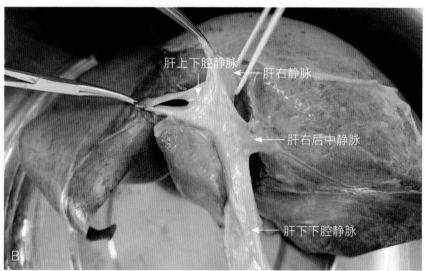

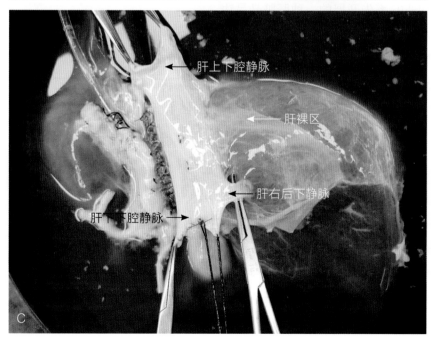

图 2.49　肝右后静脉分类

A. 肝右后上静脉；B. 肝右后中静脉；C. 肝右后下静脉

四、第四肝门

第四肝门与围肝门区息息相关。大量临床研究表明，手术中分离肝门静脉至围肝门区时，可见到若干细小属支，即起自肝门部横沟内的门静脉左、右支及分叉部侧壁，直接汇入肝实质内。肝门静脉入肝后不久，发出左支与右支后，分别由左支（占 45.9%）、分叉部（占 31.1%）和右支（占 23.0%）发出的小静脉，一般为 6 支；左支、分叉部及右支所在区域即为第四肝门（图 2.50）。

五、肝后下腔静脉间隙和肝后隧道

肝后下腔静脉间隙是指位于肝背侧下腔静脉窝和下腔静脉之间的一段相对少血管区，为一潜在性间隙。其起点为肝尾状叶背侧下腔静脉的第 1 支肝短静脉，即右肝下静脉的左侧；止点为肝右静脉及肝左静脉和肝中静脉共干间的间隙上缘，即肝上静脉窝。

肝后隧道（图 2.51）是通过钝性分离贯穿该间隙形成的隧道，其上缘为肝上静脉窝（又称肝上隐窝），下缘为肝下下腔静脉与尾状叶，右侧为下腔静脉右缘，左侧为下腔静脉左缘。

（一）临床意义

1. 在此间隙内存在有重要解剖学意义的第二肝门（左、中、右肝静脉出肝处）和第三肝门（肝短静脉出肝处）。

2. 肝切除术中可以通过肝后下腔静脉间隙建立下腔静脉前通路，先切断肝静脉，再进行肝切除。

3. 肝尾状叶切除术中，可在肝后下腔静脉间隙充分游离尾状叶，避免损伤下腔静脉。

（二）肝脏悬吊技术

1.Belghiti 悬吊法

Belghiti 悬吊法是为解决原有半肝切除术肝断面深部显露不清，一旦发生大出血则难以控制的缺点，是 2001 年由法国医生 Belghiti 率先开展的一种肝脏悬吊法。

Belghiti 悬吊法的要点是在肝下下腔静脉前方与肝实质间用长弯血管钳盲目分离做一隧道，上方于肝右静脉与肝中静脉之间穿出，再用血管钳将一条带自上而下经隧道拉出（图 2.52）。

牵拉此条带可帮助显露深部的肝断面。Belghiti 悬吊法能减少肝脏翻转，可在未游离肝脏的情况下实现肝脏离断；结合阻断待切除肝叶的流入道和流出道血管的解剖性半肝切除，能避免保留侧肝脏的缺血再灌注损伤。

2. 陈氏悬吊法

陈氏悬吊法（图 2.53）是由我国陈孝平院士提出的肝脏双悬吊技术。是为了避免 Belghiti 悬吊法需要解剖第二肝门的缺点，通过在下腔静脉右侧肝后间隙做隧道来悬吊肝脏的方法。

相对于 Belghiti 悬吊法，陈氏悬吊法不需解剖肝右静脉和肝中静脉。同时通过下腔静脉右侧肝后间隙建立隧道，操作上更简单、安全，成功率也更高。因为是双悬吊，用两根悬吊条带向左右两个方向牵拉，不仅可使深部肝断面显露得更清楚，将两根条带分别缩紧后，也更有利于控制两侧肝断面的出血，特别是控制来自肝静脉的出血及来自肝窦的广泛渗血。

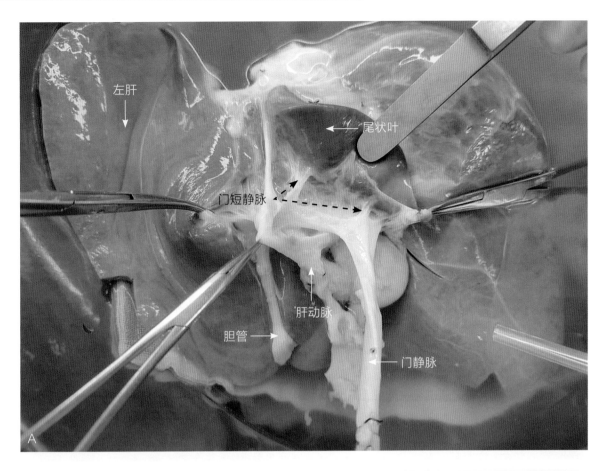

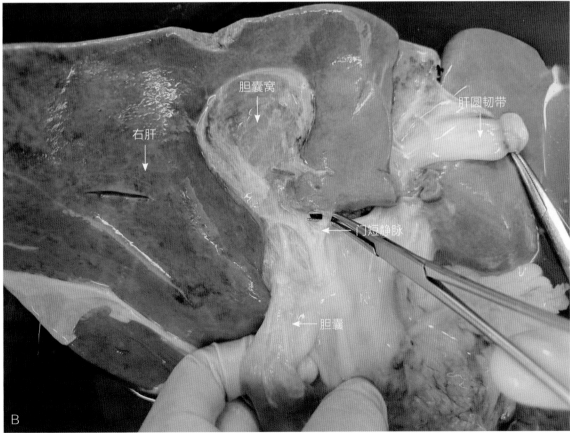

图 2.50　第四肝门

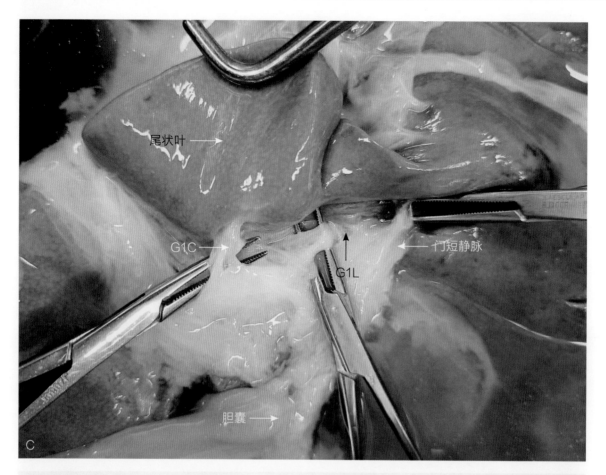

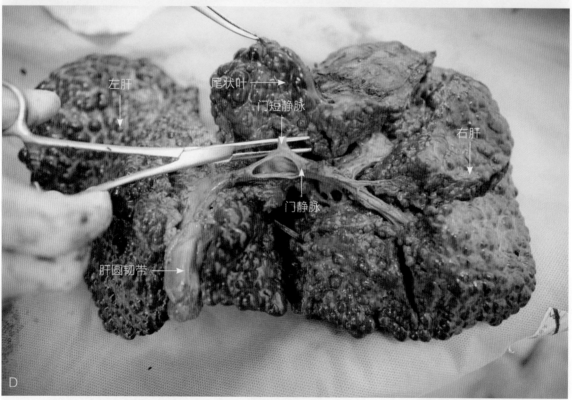

续图 2.50 第四肝门

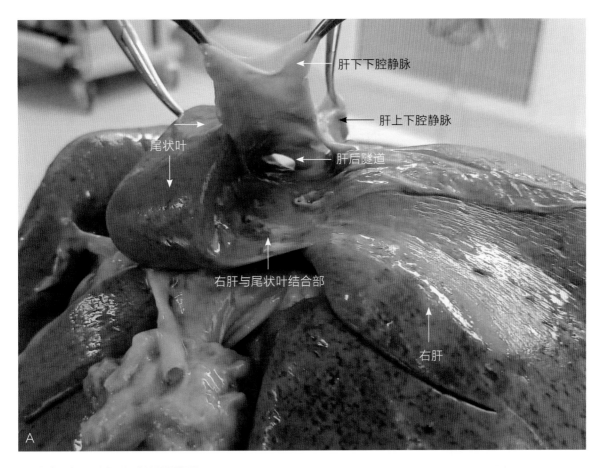

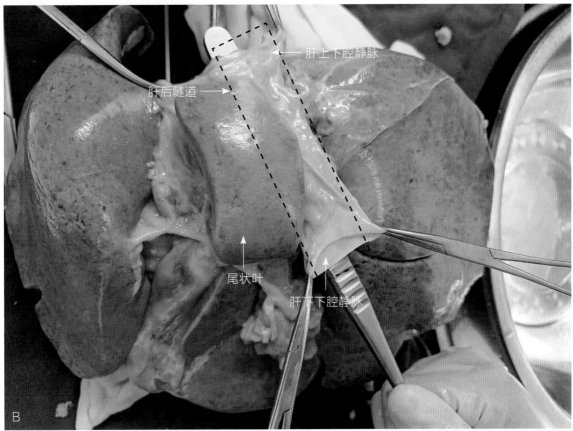

图 2.51　肝后隧道

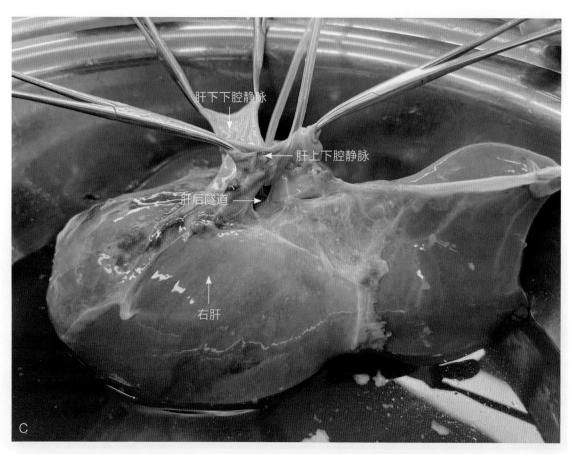

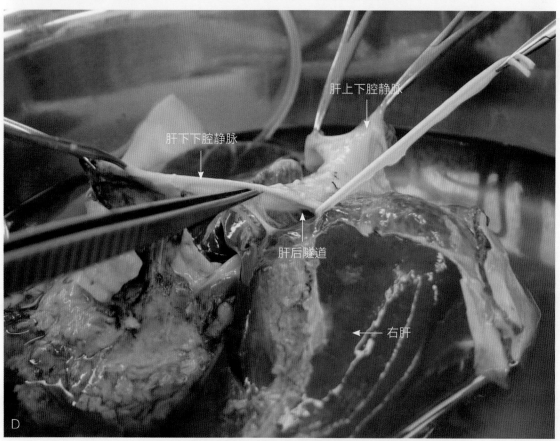

续图 2.51 肝后隧道

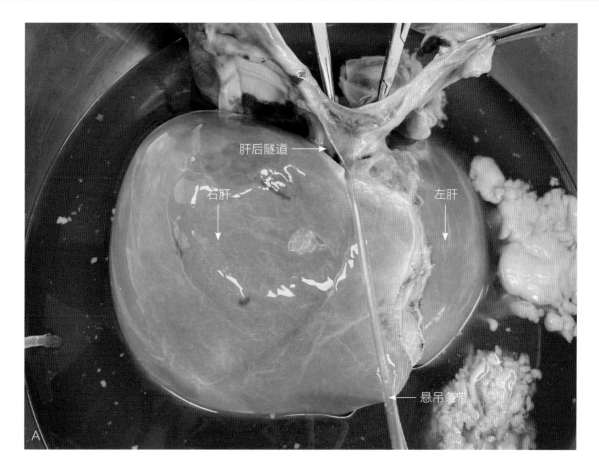

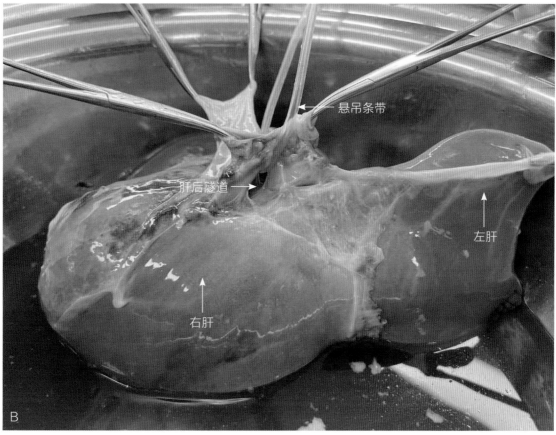

图 2.52　Belghiti 悬吊法

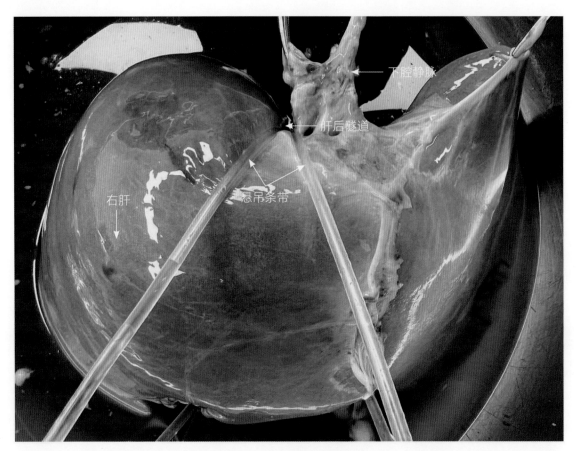

图 2.53　陈氏悬吊法

第 3 章　肝脏的脉管系统

外科操作的基本要点包括对解剖结构的正确辨识、对潜在间隙的充分利用和对管道结构的精细处理等。肝脏是人体最大的消化器官，其管道结构复杂，共有四套管道，组成两个系统——Glisson系统和肝静脉系统（图3.1）。大多数的临床医生对此没有完整的概念，因此我们在解剖病肝时着重对此进行显露，以帮助读者加强对肝静脉和Glisson系统空间关系的理解。肝胆科医生应熟知肝脏脉管系统的解剖，在手术时避免损伤主要管道结构，从而避免引起大出血或者胆漏等术中并发症的发生。

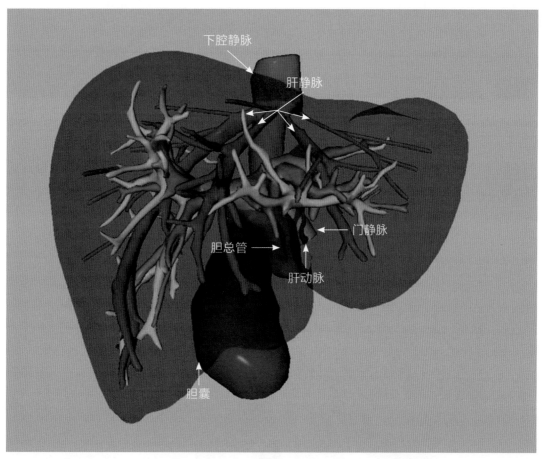

图 3.1　肝脏的脉管系统

解剖性肝段切除时要求显露作为肝脏分段边界的肝静脉，以及走行分布在各肝段内的 Glisson 系统分支的断端作为手术标志。在肝脏切除手术中显露肝静脉主支时，很难同时显露 Glisson 的主支，但可见部分肝内 Glisson 管道的小分支与肝静脉相互交错（图 3.2）。本章将重点介绍我们在供体肝修整以及病肝解剖视角下的肝脏管道结构，以及在近年比较热门的 Laennec 膜的理念。

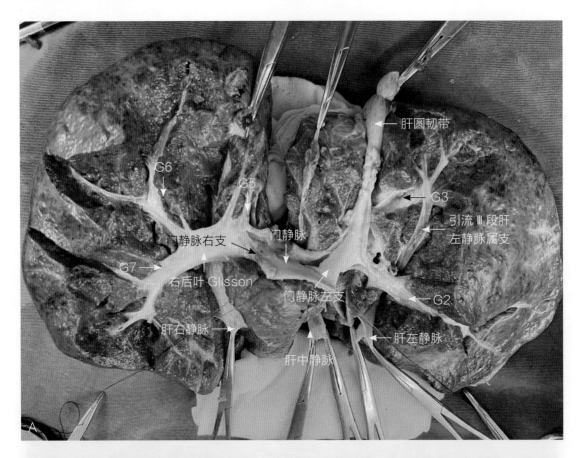

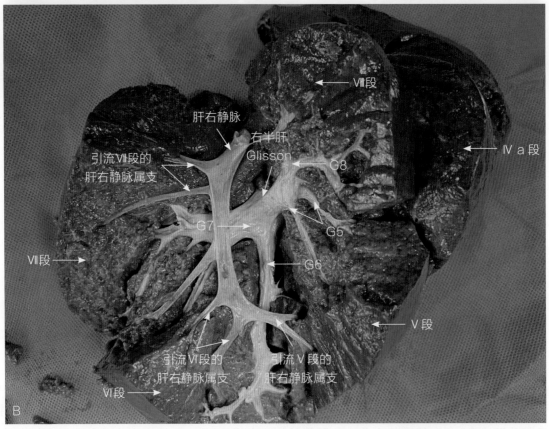

图 3.2　Glisson 系统和肝静脉关系

A. 全肝 Glisson 系统和肝静脉关系；B. 右半肝 Glisson 系统和肝静脉关系

第 1 节　Glisson 系统

Glisson 系统包括肝门静脉、肝动脉和肝管（即门管三联结构），三者在肝内的行径一致，均被共同的血管周围纤维囊（Glisson 鞘；图 3.3）所包裹，在肝外延续为肝十二指肠韧带（图 3.4）。

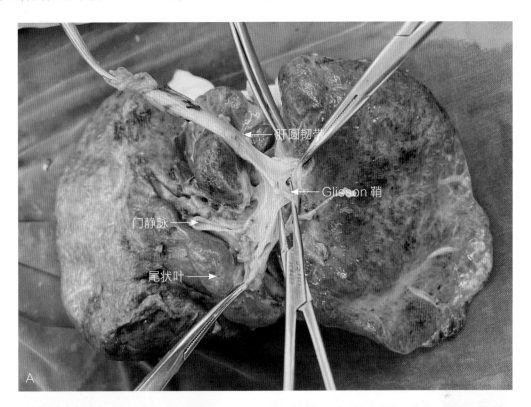

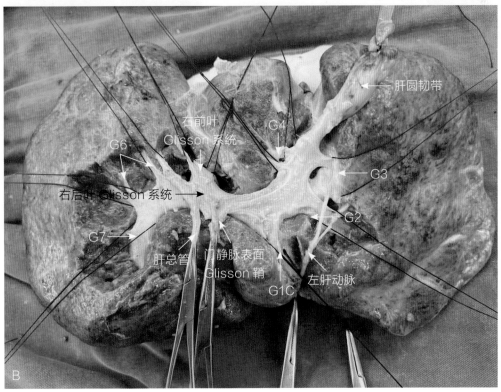

图 3.3　Glisson 鞘

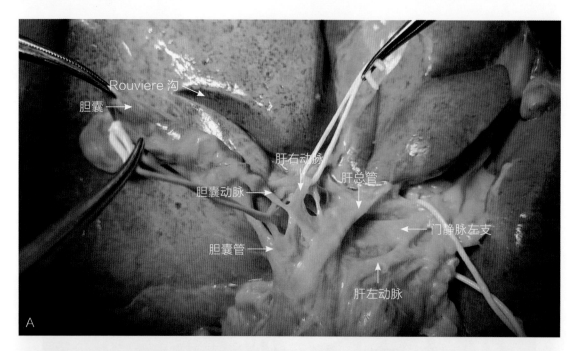

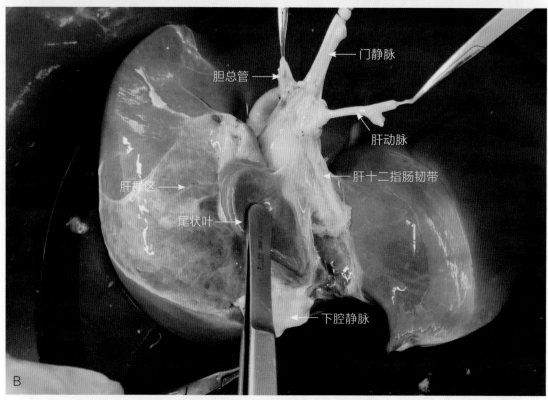

图 3.4　肝外 Glisson 系统
A.Glisson 系统肝外部分；B. 十二指肠韧带

　　正常肝脏的 Glisson 鞘相对疏松，其与肝脏门板结构之间有潜在间隙，是解剖性肝切除鞘外解剖的手术入路。当患者发生肝硬化时，其肝脏 Glisson 鞘均有不同程度的增厚，但不同病因导致的增厚程度又略微不同。如乙肝肝硬化的病肝，可见其 Glisson 鞘增厚明显，肝脏整体萎缩，肝脏呈弥漫结节状增生。而胆道闭锁导致的淤胆性肝硬化，常常反复发作胆管炎，致使 Glisson 鞘更加致密，且整个肝脏质硬似石块，肝门部丧失正常结构，解剖时难以按照正常间隙进行（图 3.5）。

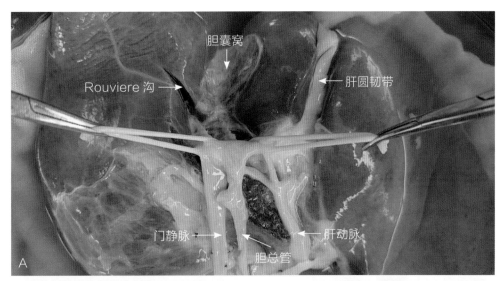

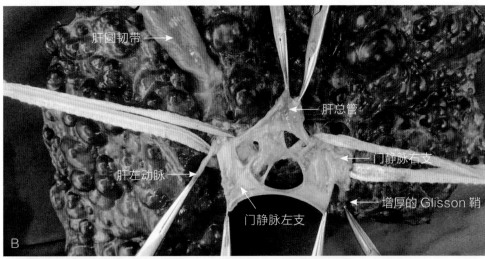

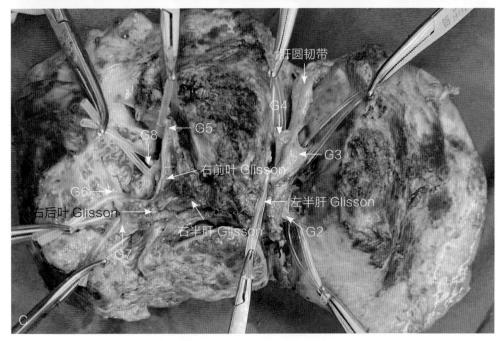

图 3.5　各种肝脏的 Glisson 鞘

A. 正常肝脏的 Glisson 鞘；B. 乙肝肝硬化的 Glisson 鞘；C. 淤胆性肝硬化的 Glisson 鞘

左半肝的 Glisson 系统主干肝外部分较长（图 3.6）。

而右半肝的 Glisson 系统肝外部分相对较短，在肝门处分出右前叶、右后叶主支后迅速入肝（图 3.7）。

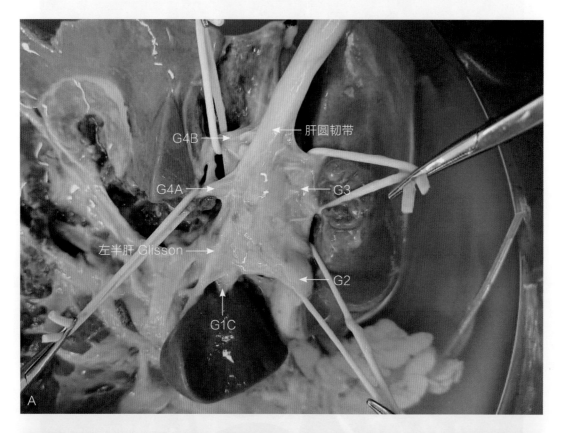

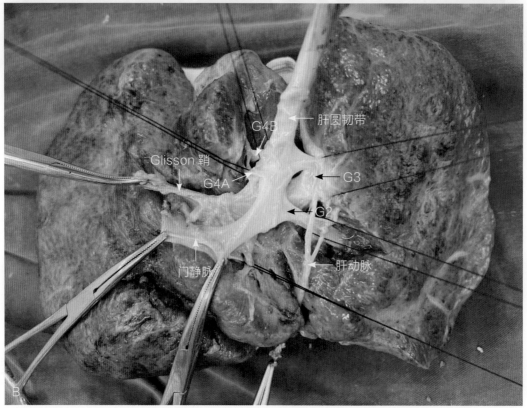

图 3.6　左半肝 Glisson 系统

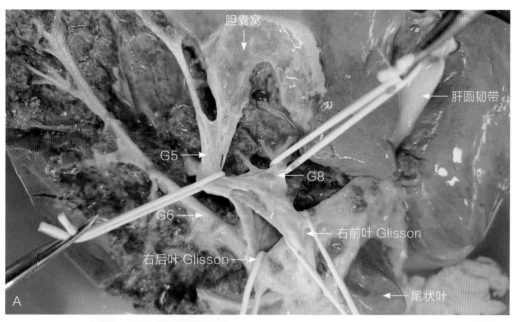

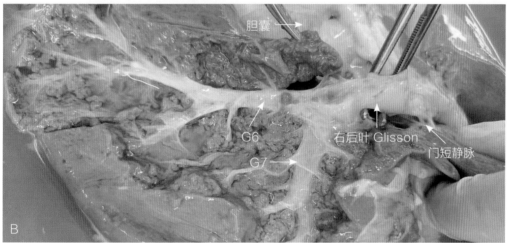

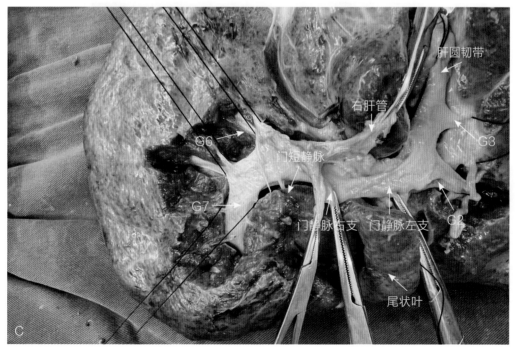

图 3.7　右半肝
Glisson 系统

111

在门管三联结构中，门静脉（75%）和肝动脉（25%）为肝脏供血；虽然肝动脉的供血量仅为门静脉的1/3，但其含氧量丰富，因此二者对肝脏的总体供氧量相对持平。胆道引流肝脏分泌的胆汁，经各级胆管汇合后，最终通过胆总管流入十二指肠帮助消化（图3.8）。

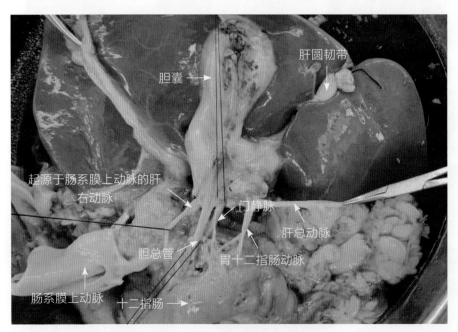

图 3.8　门管三联结构

一、门静脉

肝门静脉由肠系膜上静脉和脾静脉汇合而成，在肝门分出左、右两大主支（图3.9）。Glisson系统中以肝门静脉管径较粗，且较恒定，故以它作为肝分叶与分段的基础。

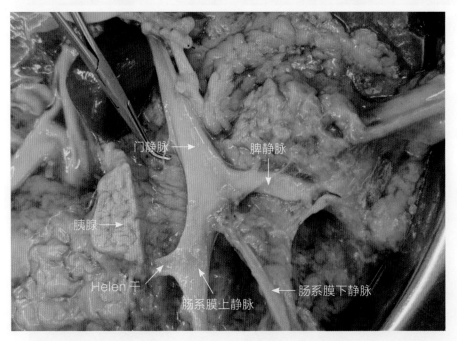

图 3.9　门静脉

　　如图 3.10 所示，门静脉左支的分支相对恒定，一般分为横部、角部、矢状部和囊部四部分。门静脉左支的主要分支有：①左外上支，起于角部，分布于左外上段；②左外下支，多起于囊部，分布于左外下段；③左内支，起于囊部右壁，分布于左内叶。门静脉右支粗而短，沿横沟右行，分为右前支和右后支。右前支分出数支腹侧扇状支和背侧扇状支而分别进入右前上段和右前下段。右后支为右支主干的延续，分为右后叶上、下段支而分别分布于右后上段和右后下段。

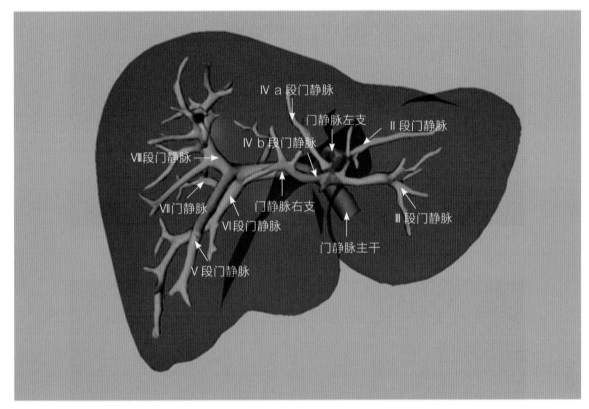

图 3.10　门静脉肝内分支

二、肝动脉

　　如图 3.11 所示，起自腹腔干的肝总动脉向右行至十二指肠上部的上缘后进入肝十二指肠韧带，它发出胃十二指肠动脉后称为肝固有动脉。

　　肝固有动脉走行于肝十二指肠韧带内，随后发出胃右动脉沿胃小弯向左行，与胃左动脉吻合，沿途分支分布于胃小弯侧的胃壁。而本干入肝门前分为肝左动脉和肝右动脉，分布于肝脏（图 3.12）。同时，肝右动脉发出胆囊动脉分布于胆囊。

　　肝动脉的常见变异包括：①替代肝动脉，是指替代了正常同名肝动脉供血，但并非自肝固有动脉发出的变异肝动脉；②副肝动脉，是指正常肝动脉仍然存在，只参与正常同名肝动脉分布区域内一部分肝脏血供的变异肝动脉。

　　Michel 描述了 10 种肝动脉的变异类型，从常规解剖学的 Ⅰ 型到变异的 Ⅱ ~ Ⅹ 型。其中，替代肝动脉是最常见的变异类型。替代肝左动脉通常起源于胃左动脉（图 3.13），约 15% 的患者可见；也有起源于肝总动脉的类型（图 3.14）。

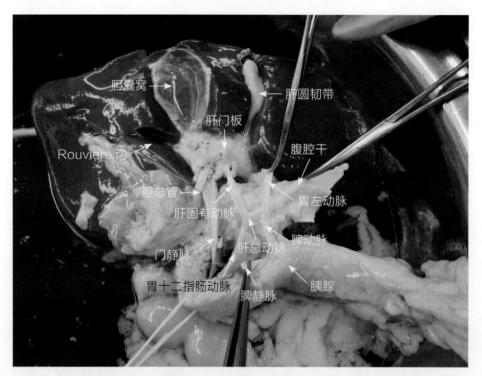

图 3.11　腹腔干和肝总动脉

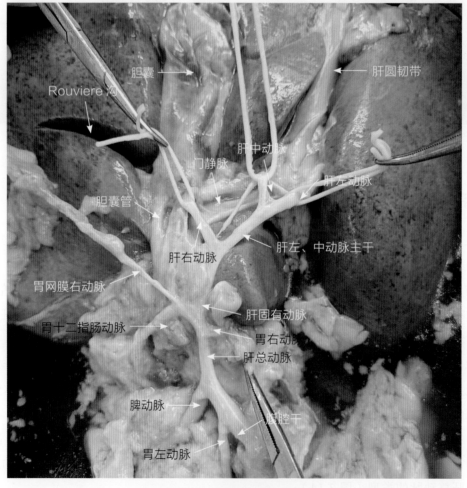

图 3.12　腹腔干及其分支

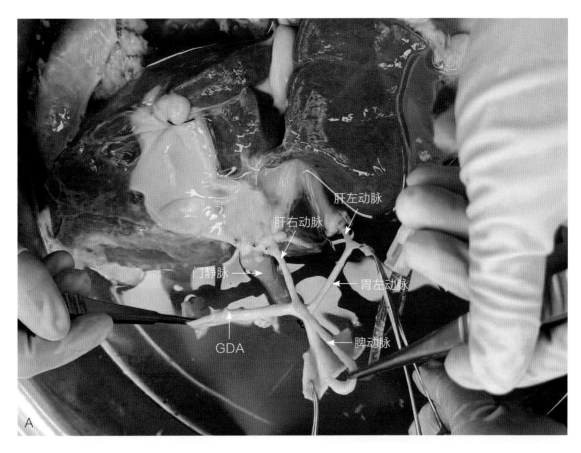

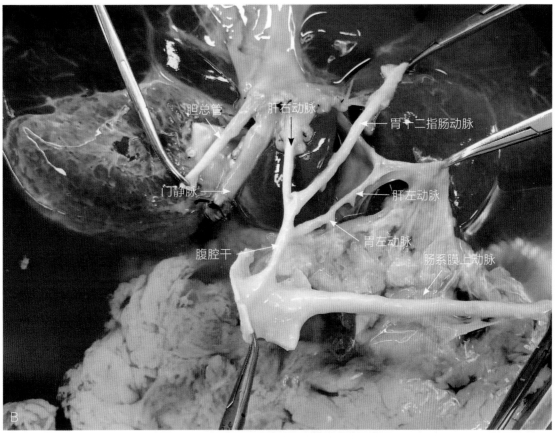

图 3.13　起源于胃左动脉的替代肝左动脉

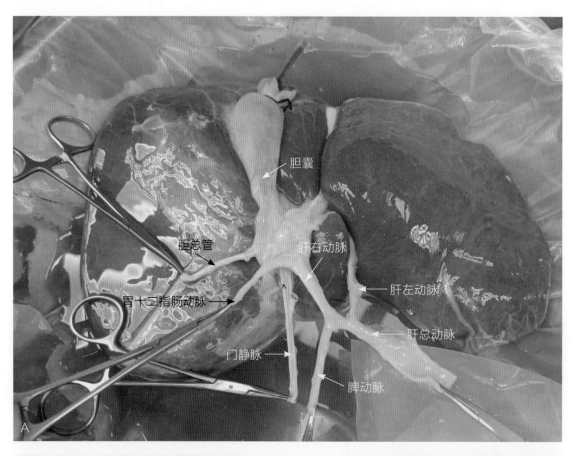

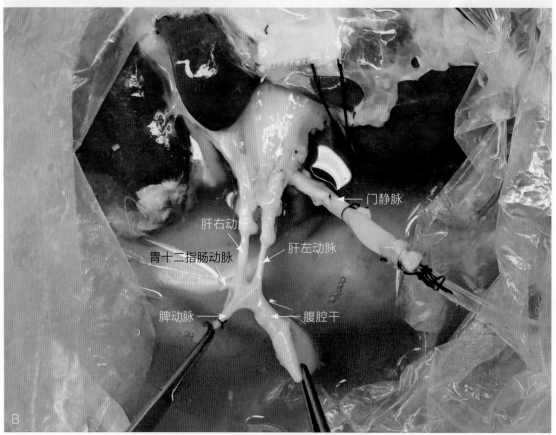

图 3.14　起源于肝总动脉的替代肝左动脉

大约 20% 的患者可见替代肝右动脉，最常见的变异是起源于肠系膜上动脉（图 3.15）。

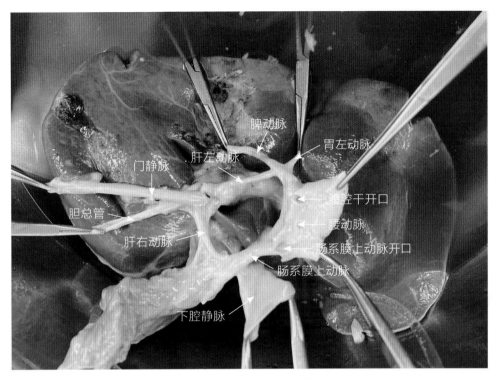

图 3.15 起源于肠系膜上动脉的替代肝右动脉

此外，还有多种变异同时出现的情况。我们在修整供肝时就发现 1 例较为少见肝左、右动脉同时变异的病例（图 3.16）。该肝脏的肝右动脉直接起源于腹腔干，肝中动脉起源于脾动脉，而肝左动脉起源于胃左动脉。

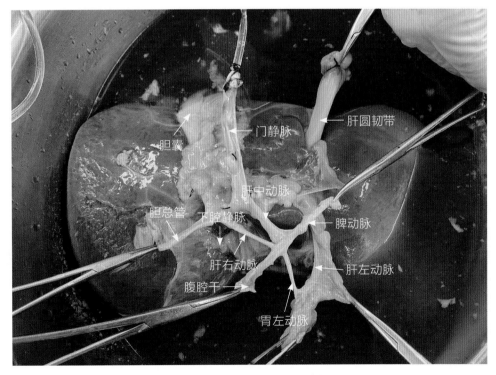

图 3.16 肝左、右动脉同时变异

肝动脉变异的临床意义有以下几点。

1. 肝脏外科及胃肠外科手术时，胆管仅通过肝动脉供应，其供血动脉损伤可导致胆管并发症，如胆管狭窄等。在腹腔镜胆囊切除术中，副肝右动脉（accessory right hepatic artery，aRHA）很容易与胆囊动脉混淆，如果识别不正确，可能在解剖过程中损伤而发生出血。胃癌患者需行根治术时，应注意是否有起源于胃左动脉的替代肝左动脉，避免直接从胃左动脉根部结扎切断而导致肝左叶缺血坏死。

2. 肝动脉栓塞（hepatic artery embolism，TAE）及其他介入操作时，肝动脉栓塞有两个目的：①向肿瘤细胞精准输送高浓度的药物以减少化疗药物的全身毒性；②通过阻塞肿瘤滋养动脉的供血引起肿瘤细胞缺血坏死。

肝动脉血管变异性大，且肝癌瘤体通常有来自肝外动脉的异位血管形成，这增加了介入操作的难度。若肿瘤由肝动脉和替代或副肝动脉供血，则应分别插管行 TAE 才能取得良好的效果；若肝癌由来源于肝左动脉（left hepatic artery，LHA）的胃左动脉（left gastric artery，LGA）供血，介入下应辨清解剖避免栓塞 LGA 而导致胃栓塞。

肝移植时，肝脏动脉变异通常供应肝脏的动脉数量会增加或从不同来源供应，这些变异的动脉往往起源于较小的分支；血管变异增加了肝脏移植手术管道吻合的重建难度（图 3.17），这是移植术后发生并发症的危险因素。

杨占宇等指出，对于肠系膜上起源动脉的异位或副右肝动脉，可将肠系膜上动脉近端与脾动脉远端吻合，关闭变异肝动脉起点以远的肠系膜上动脉。而当有异位或副左肝动脉时，为保留该动脉支，切取供体时要注意勿损伤胃左动脉，在变异动脉远端将其结扎。

综上所述，肝脏的血管解剖变异大，熟悉并掌握有关异常肝动脉与邻近结构的解剖意义重大，手术切除前明确其变异以选择相应的手术方案，提高手术中血管离断的准确性，有助于防止肝动脉医源性损伤的出现，缩短手术时间，降低肝移植术后并发症的发生率。

三、胆道系统

肝脏的胆道系统包括肝内胆管和肝外胆道。

肝内胆管包括毛细胆管汇合成小叶间胆管、肝段胆管、肝叶胆管以及左右肝管的肝内部分（图3.18）。

肝外胆道是指走出肝门之外的胆道系统，包括胆囊和输胆管道（肝左管、肝右管、肝总管和胆总管）。这些管道与肝内胆管一起，将肝脏分泌的胆汁输送到十二指肠（图 3.19）。

正常情况下，肝右前、右后叶胆管汇合成右肝管，左内、左外叶的胆管则汇合成左肝管，左、右肝管再汇合为肝总管。而尾状叶肝管可汇入肝左、右管或肝左、右管汇合处，但以汇入肝左管为主。尾状叶胆汁的这种混合性引流特点，导致肝门区胆管癌常侵及尾状叶，因此该区胆管癌的根治应常规切除尾状叶。

肝总管与胆囊管汇合后成为胆总管，作为胆道的主要干道，在汇入十二指肠前还与胰管汇合形成胆胰壶腹（图 3.20）；若此处发生梗阻，则易引起胆管炎、胰腺炎、梗阻性黄疸等疾病。

肝移植时胆道冲洗也是通过胆总管进行的（图 3.21）。

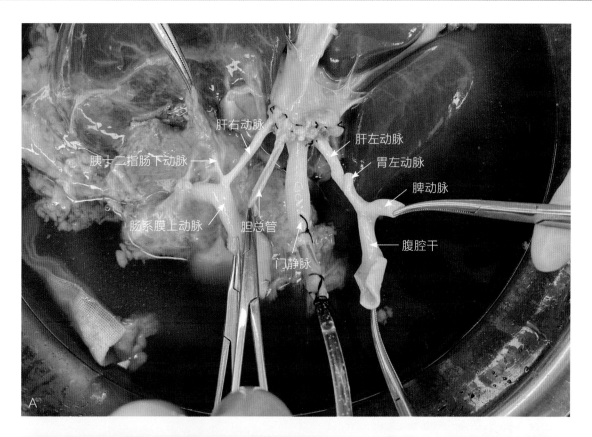

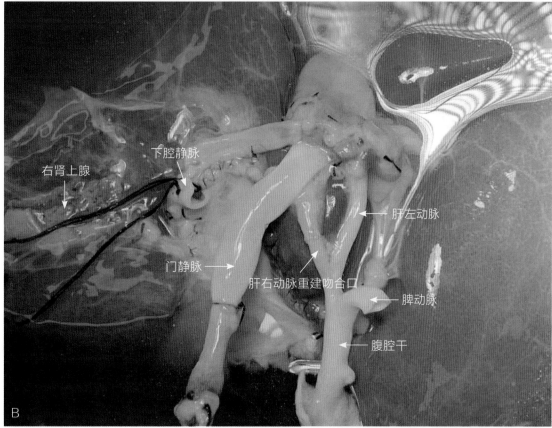

图 3.17　变异肝动脉重建

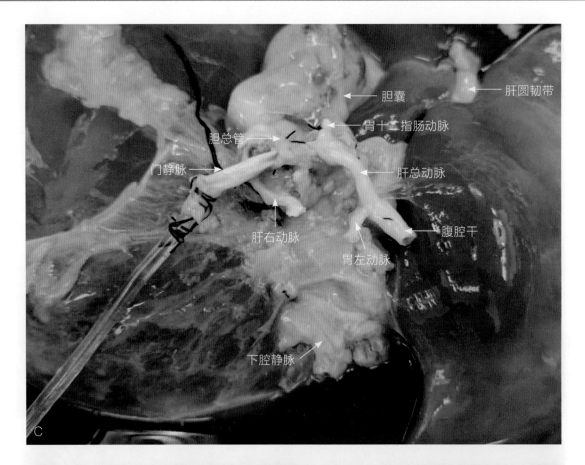

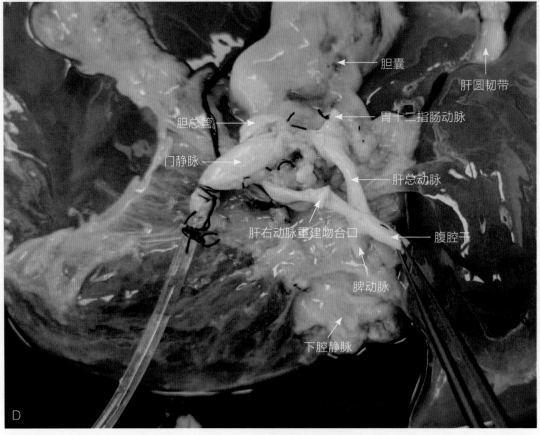

续图 3.17　变异肝动脉重建

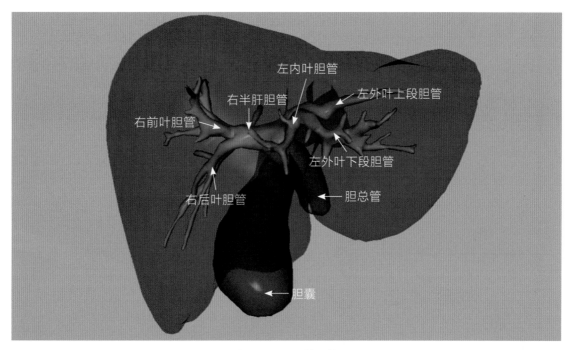

图 3.18 胆道系统

董家鸿认为与手术中胆管损伤有关的胆管解剖变异主要是肝外胆管的变异，临床上主要包括胆囊管变异、肝管变异和副肝管变异三方面。

1. 胆囊管变异

胆囊管变异可有长度、汇入肝外胆管部位等多种变异。

（1）长度变异：正常胆囊管长度一般大于 10mm；将长度小于 10mm 而大于 5mm 者称为短胆囊管；长度在 5mm 以内者称为超短型胆囊管；长度小于 3mm 者为极短型胆囊管。

（2）汇入肝外胆管部位变异：胆囊管大多数汇入胆总管，少数汇入右肝管或副肝管。若汇入点过高，手术时易损伤肝总管或右肝管；汇入点过低则易损伤胆总管。若胆囊管与肝总管伴行过长或汇入点过低，合并胆囊结石嵌顿时会增加 Mirizzi 综合征的发生风险。术中仔细探查，必要时行术中胆道造影及术中胆道镜检查是发现胆囊管变异的最好方法。

2. 肝管变异

具有临床意义的肝管变异主要是一级肝管在肝门区的汇合方式。肝门区胆管的解剖主要受右肝管变异的影响，来自左肝管的变异则较少。

国外的一项研究构建了一个基于肝门区汇合方式变异概率的临床分类方法。其中，最常见的右肝管变异是肝右叶、段肝管分别开口于肝总管而不汇合为右肝管，此类变异中某支右肝段肝管可能直接汇入左肝管。

3. 副肝管变异

副肝管是指引流肝脏的某一叶或某一段的肝管与肝外胆管低位汇合时，其肝外部分的叶或段肝管。副肝管虽然常见，但它的出现并没有明显规律，术中需要仔细解剖胆囊前、后三角，确定没有异常管道才可离断胆囊管及胆囊动脉。

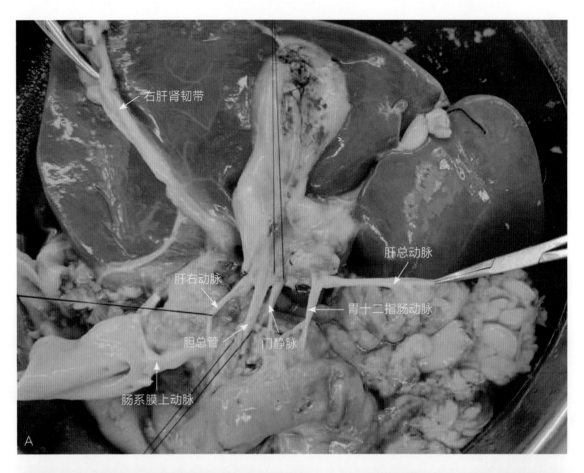

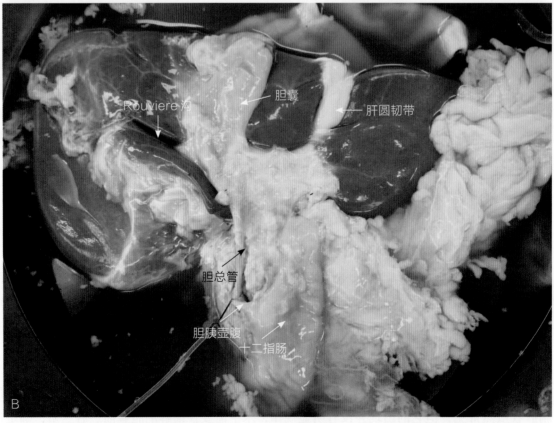

图 3.19　胆外胆道

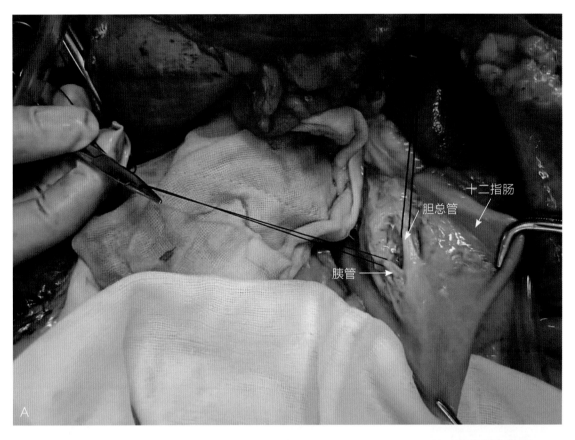

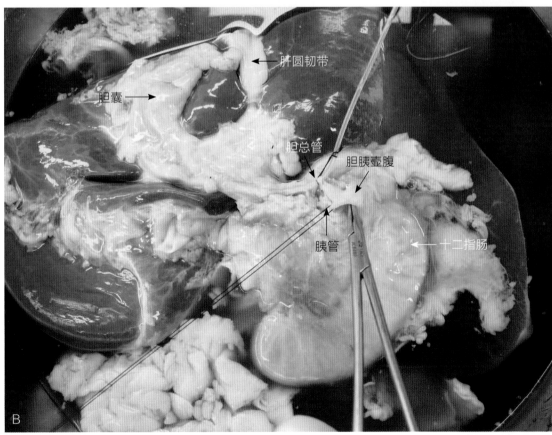

图 3.20　胆胰壶腹

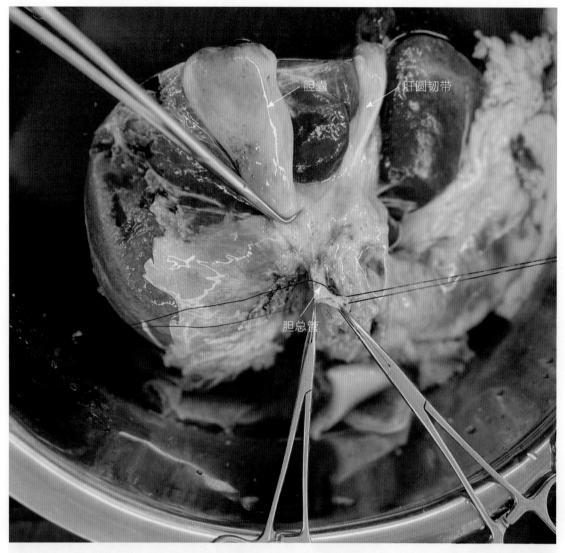

胆囊　　　肝圆韧带

胆总管

图 3.21　胆道冲洗

胆道解剖变异较大（包括但不仅限于前文所提及的类型），其周围解剖关系在疾病状态下更加复杂，增加了手术难度及医源性胆道损伤的风险。术前应完善相关检查，如超声、磁共振胆胰管成像甚至造影检查，以判断有无解剖变异存在；术中要辨明解剖关系，仔细检查有无胆漏情况；术后密切观察患者腹部体征及腹腔引流液情况等。

第 2 节　肝静脉系统

肝脏的血液主要通过肝左、中、右三大主肝静脉自第二肝门注入下腔静脉（图 3.22），还有一些通过肝短静脉（前文所述）自第三肝门直接注入下腔静脉。

一、膈下静脉

膈下静脉分为左膈下静脉和右膈下静脉（图 3.23），主要负责收集膈肌及其周围结构的静脉血。

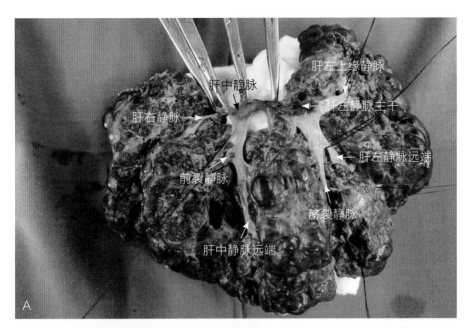

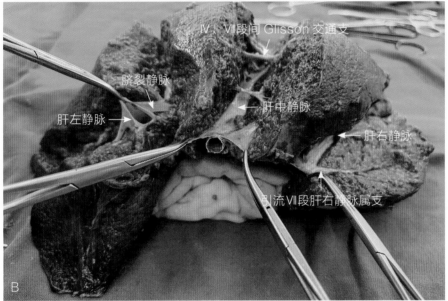

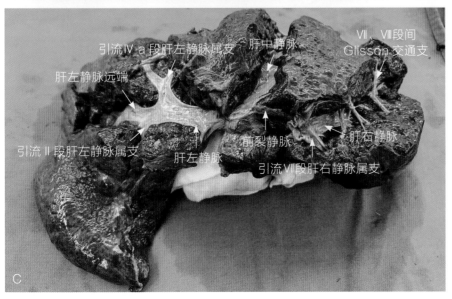

图 3.22　肝静脉

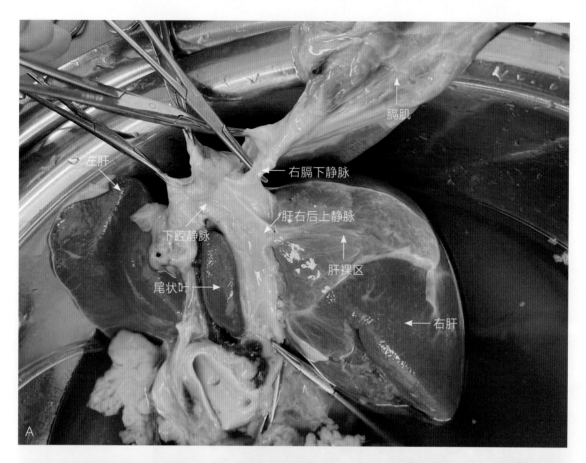

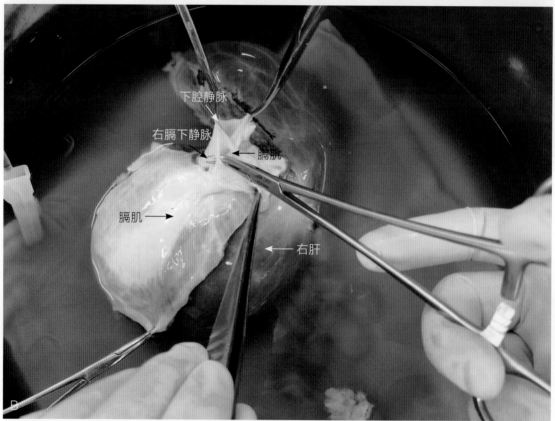

图 3.23　左和右膈下静脉

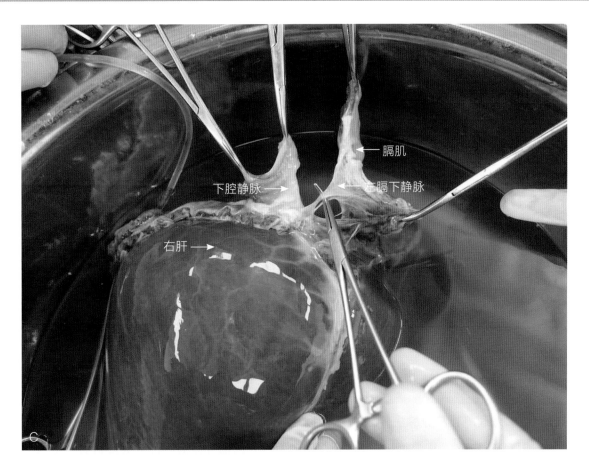

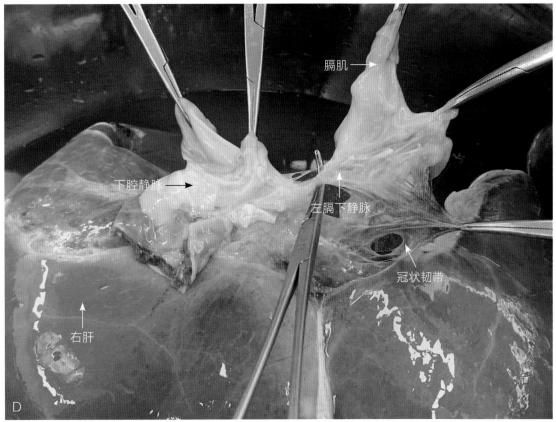

图 3.23　左和右膈下静脉

膈下静脉的临床意义包括以下两点。

1. 有研究发现膈下静脉可作为食管静脉属支的一部分，门静脉高压的患者可以通过门静脉 – 胃左静脉 – 食管静脉丛 – 膈下静脉 – 左肾静脉、左肾上腺静脉、肝静脉 – 下腔静脉引流门静脉血入下腔静脉，从而降低门静脉高压。

2. 腹腔镜下行肾上腺手术时，寻找中央静脉是手术成功的关键。对于左侧肾上腺病变的患者，术中选择左膈下静脉作为标志，可以准确快速定位并控制中央静脉。

二、肝右静脉

如图 3.24 所示，肝右静脉通常较粗大，肝外走行一般不超 1.0cm，主要引流肝右后叶和右前叶上段的大部分血液。肝右静脉的引流范围受副肝右静脉和肝中静脉的影响，其在肝内的解剖变异较大。

三、肝左静脉

如图 3.25 所示，肝左静脉主干位于左段间裂内，常与肝中静脉共干于第二肝门横行沟走行 1~2cm 后汇入下腔静脉，主要收集左外叶的全部和左内叶的部分血流。部分人群可有左上缘支汇入肝左静脉。

四、肝中静脉

如图 3.26 所示，肝中静脉位于正中裂内，又称矢状静脉。肝中静脉的肝外走行较长，多起源于胆囊窝附近，部分起源于肝脏左内叶，有致密的结缔组织包绕，为左右半肝的分界。肝中静脉主干多分为左右两根。主要引流左内叶和右前叶的血流，有时也可引流肝Ⅵ、Ⅲ段的血流。

肝中静脉的引流范围大，对于肝移植有着重要的意义。劈裂式肝移植时，若将肝中静脉留在左半肝，则需要重建右前叶的流出道；可以用髂静脉与 Ⅴ 段、Ⅷ 段的静脉吻合重建流出道（图 3.27）。

若把肝中静脉及腔静脉从中部切开，则两半肝均需重建肝中静脉，重建难度更大；也可应用髂静脉作为袖片修补肝中静脉并与腔静脉重建出两半肝的流出道（图 3.28）。

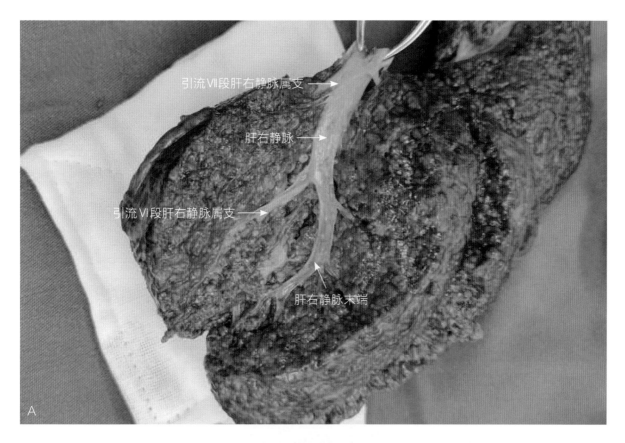

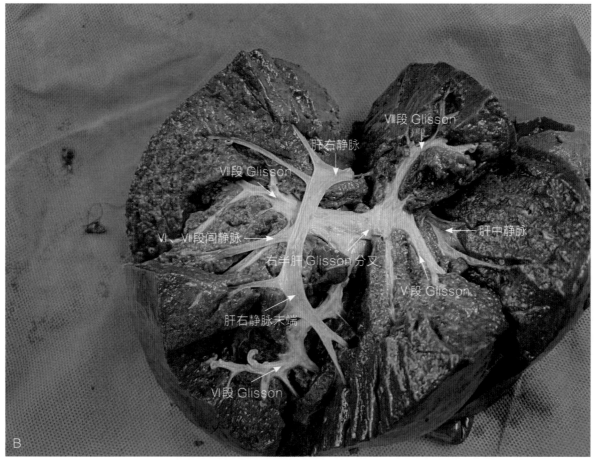

图 3.24　肝右静脉

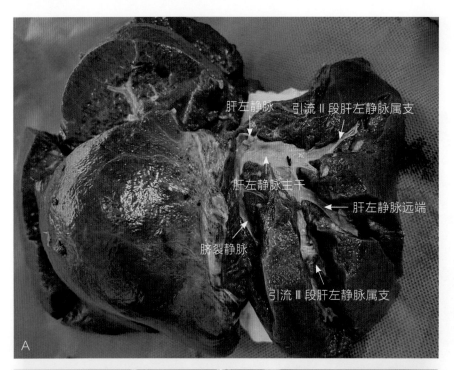

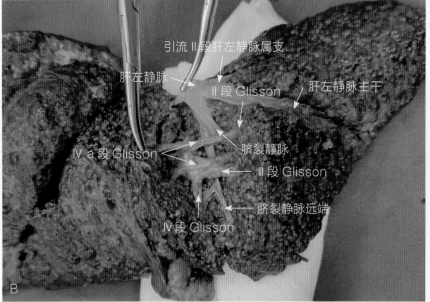

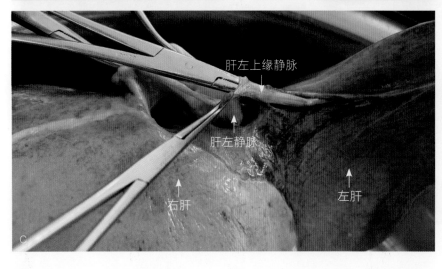

图 3.25　肝左静脉

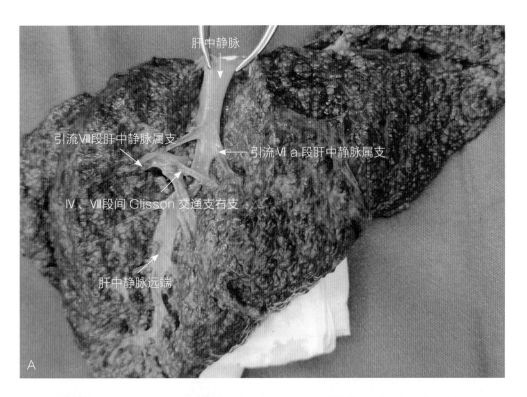

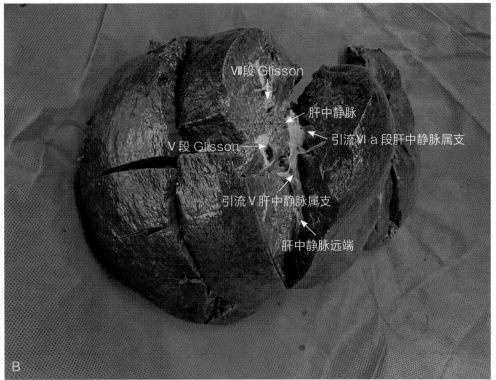

图 3.26　肝中静脉

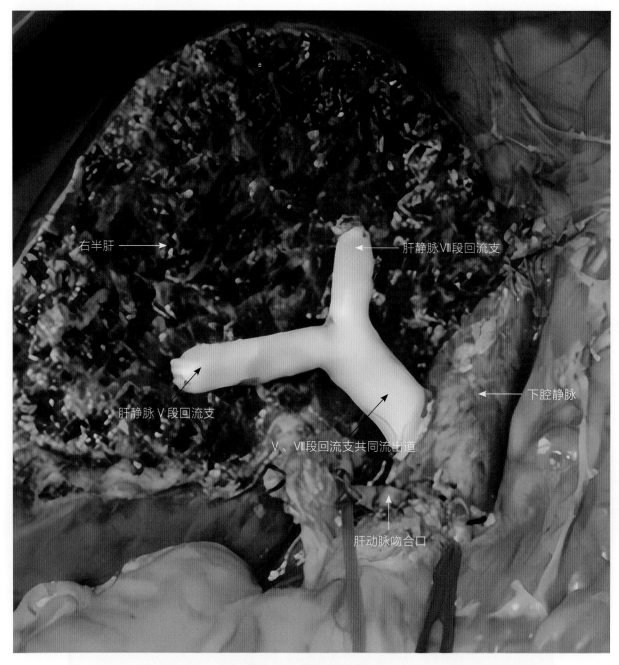

右半肝

肝静脉Ⅷ段回流支

肝静脉Ⅴ段回流支

下腔静脉

Ⅴ、Ⅷ段回流支共同流出道

肝动脉吻合口

图 3.27　劈裂式肝移植

五、左中共干

如图 3.29 所示，左中共干是肝中静脉先与肝左静脉汇合，然后一起注入下腔静脉的共干。有研究表面，肝中静脉与肝左静脉分开汇入下腔静脉的占 41%，两者共干的占 59%。肝右静脉和共干稍隆起，其间形成凹陷，称为肝静脉陷窝。

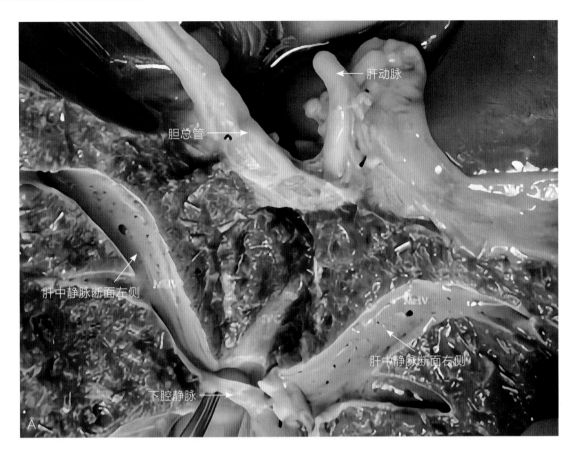

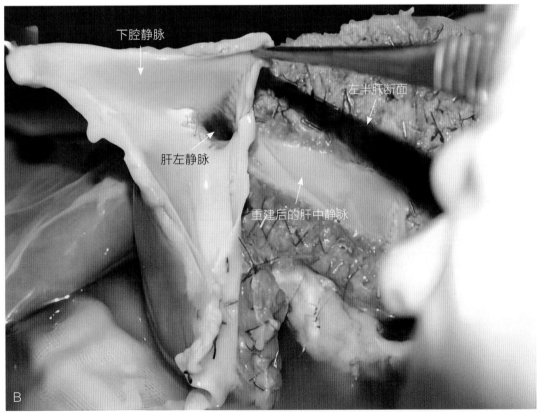

图 3.28　劈裂式肝移植

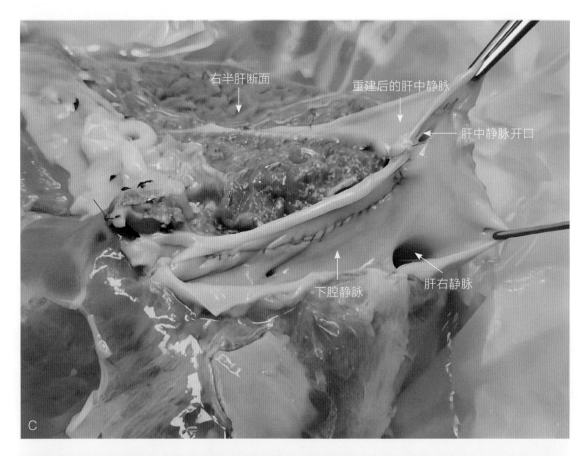

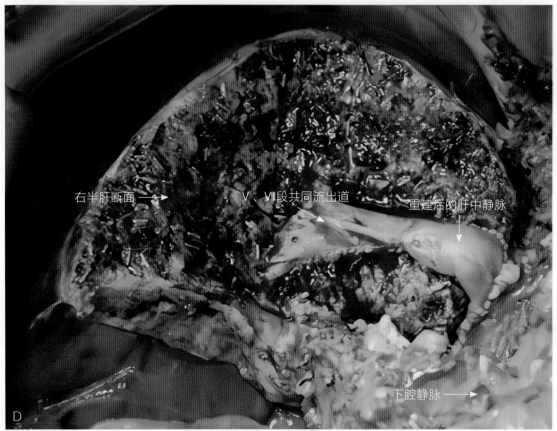

续图 3.28　劈裂式肝移植

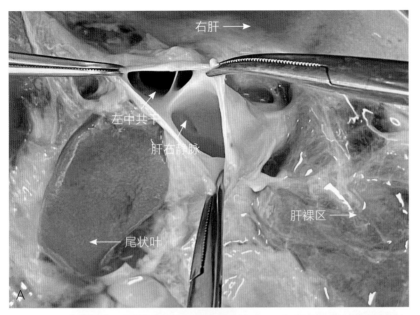

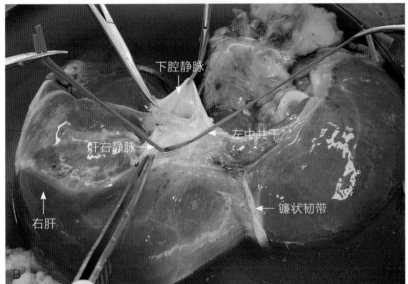

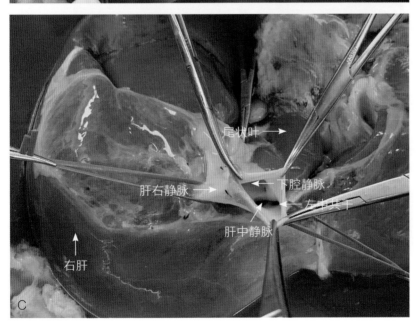

图 3.29　左中共干

六、脐裂静脉和前裂静脉

脐裂静脉（图 3.30）起源于肝左静脉、肝中静脉或肝左中共干处，沿脐裂走行，收集肝Ⅲ段和
Ⅳ段的静脉血。前裂静脉是肝右静脉的分支，走行在肝Ⅷ段腹侧和背侧之间。

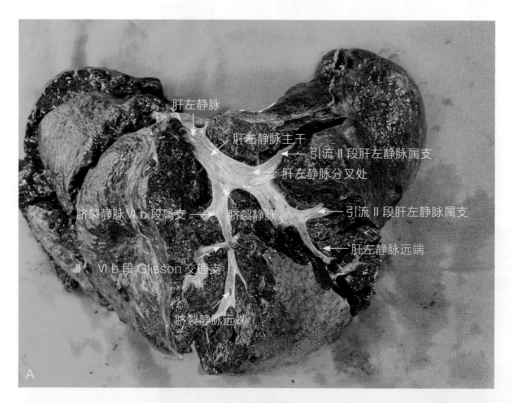

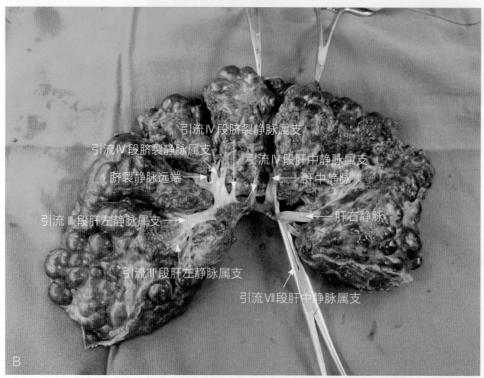

图 3.30　病肝脐裂静脉和前裂静脉

脐裂是指左矢状裂和肝圆韧带、脐静脉切迹及周围的静脉韧带共同组成的外部标志。而前裂则是由日本学者竜崇正提出的一个新概念。竜崇正认为门静脉和肝静脉分支模式是对称的，故前裂对应于脐裂，脐裂静脉则对应于前裂静脉（图 3.31）。

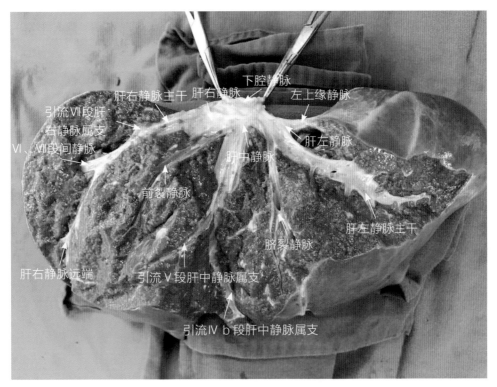

图 3.31　脐裂静脉和前裂静脉

在肝解剖分段中，可将脐裂静脉作为左内叶和左外叶的一个解剖学标志；在肝切除术中如果不注意保护脐裂静脉，可能会导致术后肝的回流障碍，发生肝表面淤血等情况。前裂静脉则可作为划分肝右前区前腹段与前背段的解剖学标识。

第 3 节　Laennec 膜理念

膜可以看作是人体组织、器官之间的黏合剂。膜间隙可以作为解剖入路，通过牵拉形成组织间张力，使用器械进行锐性无血游离，完成各种外科手术。目前，学界的理念倾向于由解剖性肝切除向精准性肝切除过渡，这对肝胆外科医生提出了更高的要求。由此，肝脏的膜性结构——Laenne 膜也受到了越来越多的学者和肝胆科医生的重视。理解、应用该 Laenne 膜性结构可以系统地分离肝脏 Glisson 系统，而不破坏肝脏实质。本节主要通过展示在肝移植供肝修整以及病肝解剖过程所见到的 Laennec 膜相关结构来介绍相关知识，帮助读者体会膜解剖理论在肝胆胰外科中的应用价值。

一、肝门板系统

肝门板系统是由肝门处胆管、血管周围的 Glisson 鞘纤维结缔组织相互融合增厚而形成的板样结构。外科医生无法通过这些增厚的结缔组织（即板系统）观察到肝门部的血管情况。肝门板系统包括 4 部分：肝门板、胆囊板、脐板和 Arantius 板。其组织学为致密结缔组织，具有丰富的毛细血管、淋巴管和神经纤维。

肝门板系统结构的存在最初是由 Walaneus 等人于 1620 年提及的，但其概念是由 Couinaud 于 1957 年正式提出的。肝门板居于中间，其上界为肝脏 IVb 段，下方延续为肝十二指肠韧带，右上方移行为胆囊板，左侧移行为脐板，左上方与 Arantius 板相连，向第二肝门方向走行于左肝静脉根部（图 3.32）。

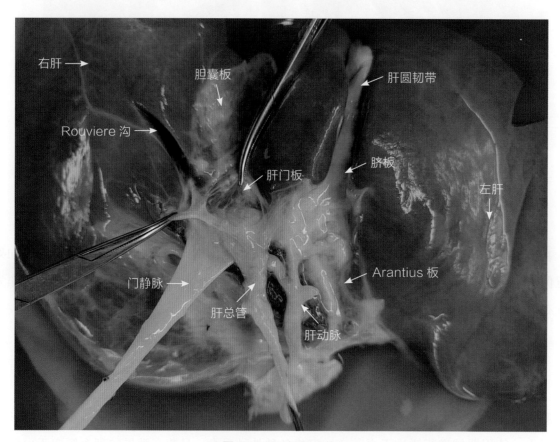

图 3.32　肝门板系统

1. 肝门板

肝门板（图 3.33）上没有重要的胆管或血管分支穿过，在肝门板和肝之间偶有细小胆管和血管，这是肝门板下降 / 分离技术的解剖学基础。在肝门板下方，可有门静脉发出进入方叶下缘或尾状叶的分支（门短静脉），在术中应注意仔细辨认解剖关系，避免将其损伤导致出血增加。

肝门板是手术时从肝外进入肝内的重要解剖结构。切开肝门板后可以进行二级肝门结构的鞘外分离；尤其是在肝切除手术的入肝血流阻断或处理过程中，常以此为标志或边界，来显露肝门部的管道结构。Couinaud 提出了 3 种显露或入路的方法：筋膜内入路、经肝外（或肝内）筋膜外入路和筋膜外经肝裂入路。

肝门板下降 / 分离技术和肝门结构显露技术在肝切除入肝血流的阻断，肝方叶和肝尾状叶手术，以及处理肝门部胆管癌、肝胆管结石、高位损伤性胆管狭窄修复等方面具有重要意义。

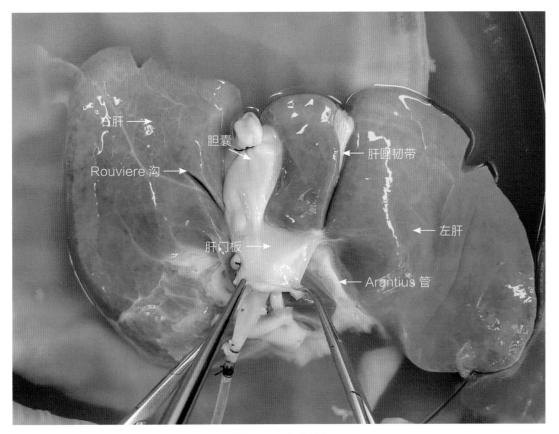

图 3.33　肝门板

2. 胆囊板

胆囊板（图 3.34）的右侧包裹右肝蒂（右前叶 Glisson 蒂位于胆囊板的深面，而右后叶的 Glisson 蒂则进入 Rouviere 沟）并延续为肝内 Glisson 鞘。

行腹腔镜下肝右前叶切除时，可在胆囊浆膜下层和 Laennec 膜之间将胆囊板推开，进入其与 Laennec 膜之间的潜在间隙，游离至肝门板，即可显露右前叶 Glisson 蒂来进行结扎和切断，这就是胆囊板入路。

3. 脐板

脐板（图 3.35）位于门静脉左支脐部上方，在此处有左外叶上段（Ⅱ段）、左外叶下段（Ⅲ段）和左内叶（Ⅳ段）的 Glisson 蒂。

在实施解剖性 Ⅱ，Ⅲ，Ⅳa 或 Ⅳb 段切除时，可于肝脏脏面打开脐静脉板，即可显露深面相应段的 Glisson 蒂用于结扎阻断，使相应的肝段范围缺血线在肝表面得以显露。

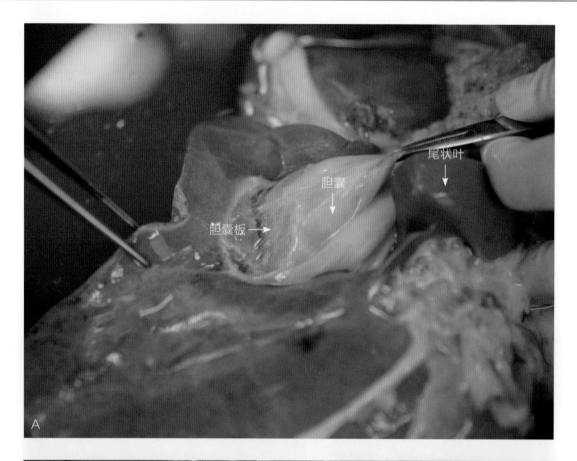

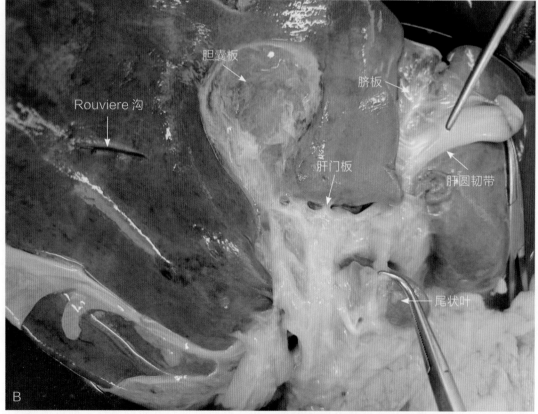

图 3.34　胆囊板

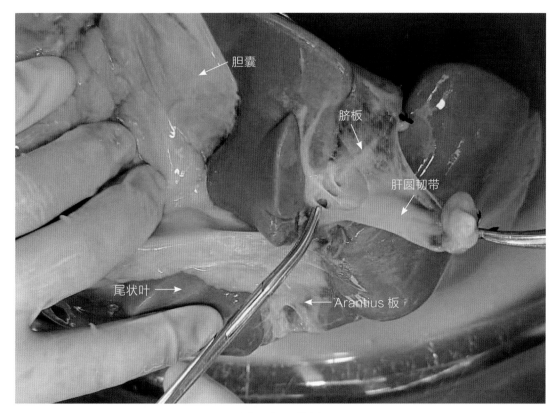

图 3.35　脐板

4. Arantius 板

Arantius 板（图 3.36）覆盖于静脉韧带（胎儿静脉导管闭锁形成）之上，因其与左肝静脉关系密切，故术中可通过它在肝脏背侧寻找肝左、肝中静脉，然后沿肝中静脉主干顺行解剖肝实质，以达到切除左半肝的目的，此即背侧入路的左半肝切除术。相对于传统的腹侧入路，这种术式能在解剖少量肝实质的前提下，迅速找到肝中静脉主干，有利于指导切肝平面。

二、Laennec 膜

Laennec 膜（图 3.37）是一层存在于肝实质与肝包膜（浆膜或脏腹膜）之间的纤维组织膜结构，它包裹着肝脏的内外，即该膜不仅覆盖整个肝脏表面，而且还延续在肝内的 Glisson 鞘、肝静脉与肝实质之间。

长期以来，很多外科医生都将 Laennec 膜与肝包膜或 Glisson 鞘混为一谈。法国医生 Laennec 于 1802 年首次将该膜描述为有别于浆膜的肝脏固有膜，并指出了其与 Glisson 鞘并不连续，是两个相互独立的系统，因此后来将该膜命名为 Laennec 膜（图 3.38）。

Sugioka 等通过组织学研究证明，Laennec 膜确实存在于肝脏表面和肝脏内部脉管系统的表面（图 3.39）。

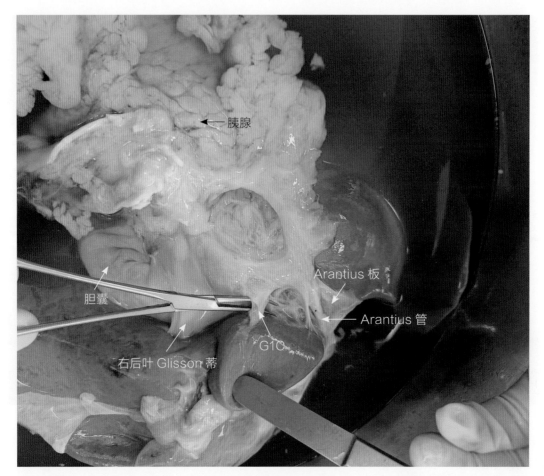

图 3.36　Arantius 板

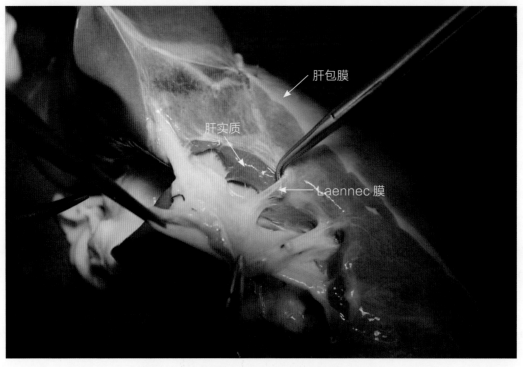

图 3.37　打开 Laennec 膜可见其下的肝实质

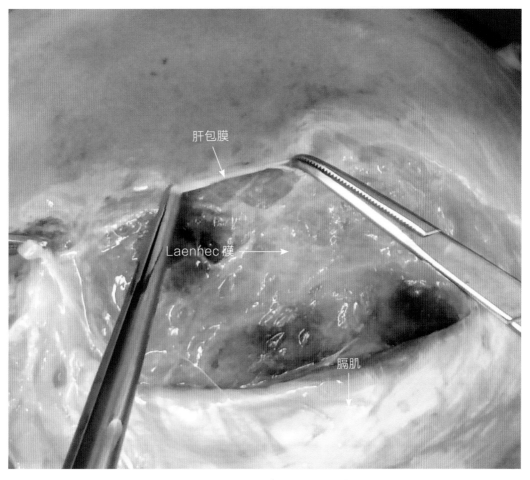

图 3.38　肝包膜与 laennec 膜

甚至既往认为没有浆膜（肝包膜）覆盖的裸区也有 Laennec 膜的存在（图 3.40）。

因此，Glisson 蒂和 Laennec 膜之间存在一个可以通过肝外到达的间隙（图 3.41），这使系统分离肝外的 Glisson 蒂而不破坏肝实质得以实现。

三、6 个"门"

Sugioka 等在 Laennec 膜理论的基础上，提出通过 Arantius 板、脐板、胆囊板和尾状突 Glisson 蒂（G1c）这 4 个解剖标志指示 I 到 VI 的 6 个门（图 3.42）。从这些门可以进入 Laennec 膜和 Glisson 蒂（或肝门板系统）之间的间隙，通过准确连接两个门实现系统地分离肝外 Glisson 蒂，从而进行解剖性肝切除。

6 个门解剖结构如下：

门 I ：Arantius 板的尾端。

门 II ：肝圆韧带和脐板之间的连接（图 3.43）。

门 III ：脐部 Glisson 蒂的右边缘。

门 IV ：胆囊板或右前 Glisson 蒂后端的左边缘（图 3.44）。

门 V ：右主 Glisson 蒂的分叉。

门 VI ：右后 Glisson 蒂和 G1c 之间的间隙（图 3.45）。

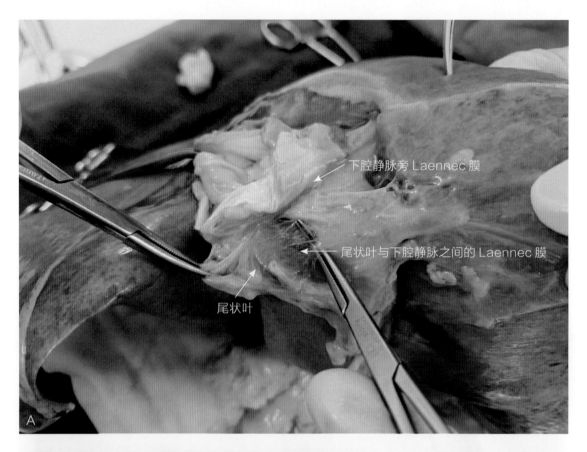

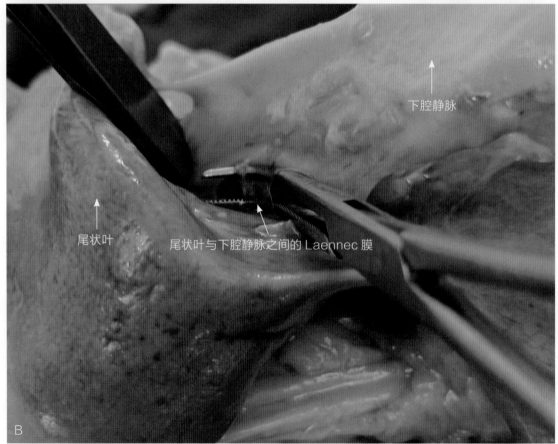

图 3.39　尾状叶腔静脉旁 Laennec 膜

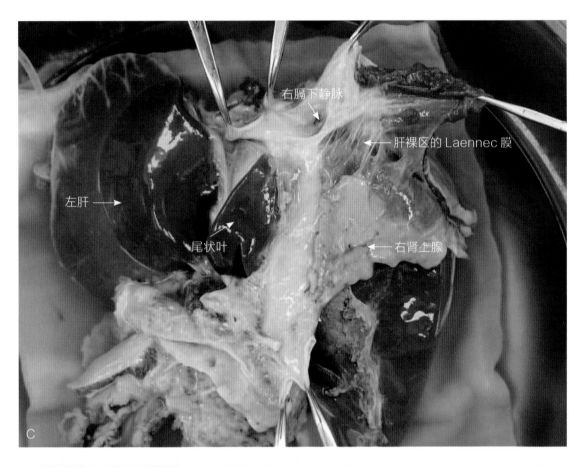

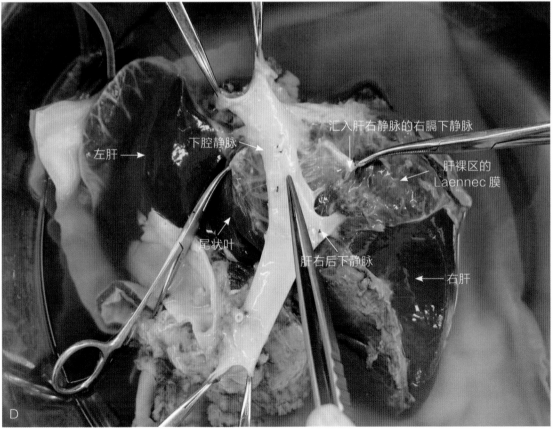

续图 3.39 尾状叶腔静脉旁 Laennec 膜

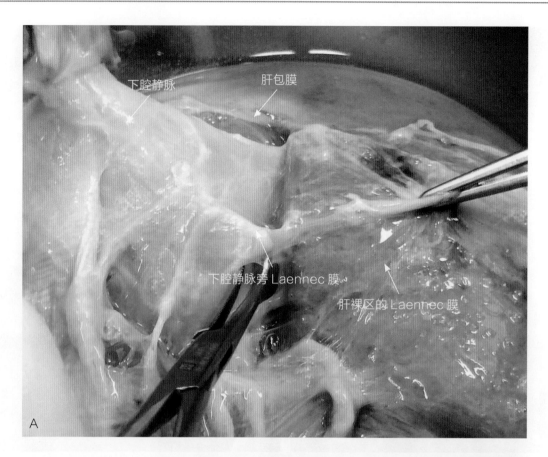

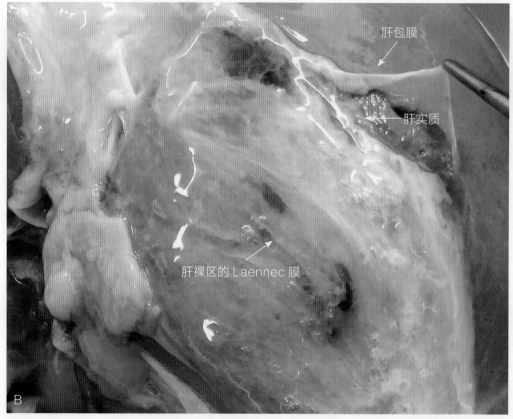

图 3.40　肝裸区的 Laennec 膜

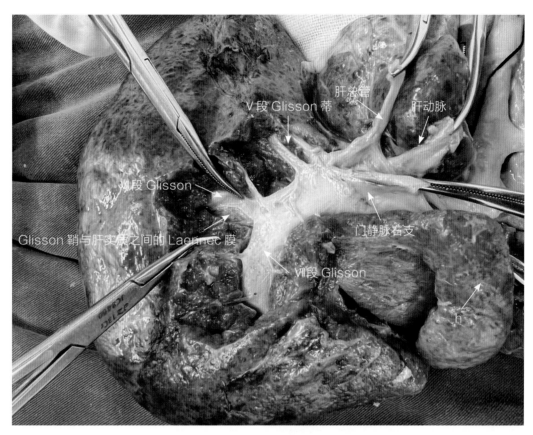

图 3.41　Glisson 鞘与肝实质之间的 Laennec 膜

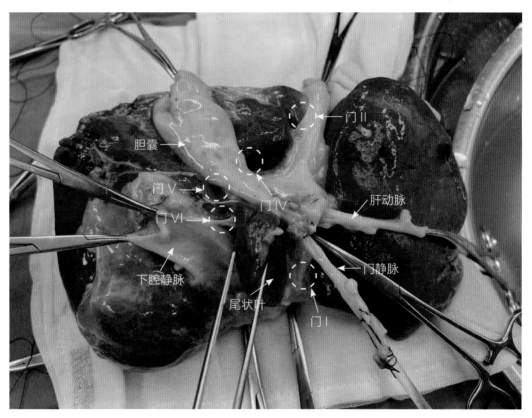

图 3.42　4 个解剖标志指示 I 到 VI 的 6 个门

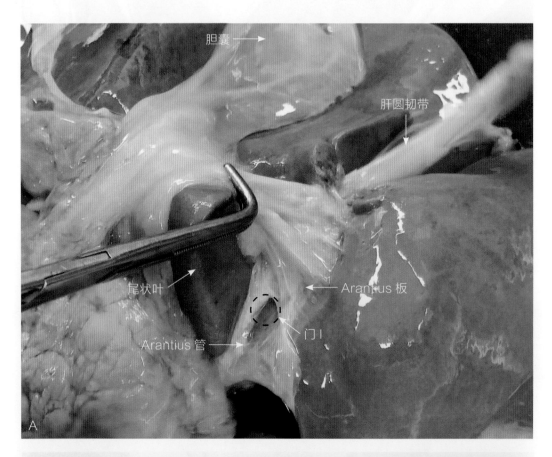

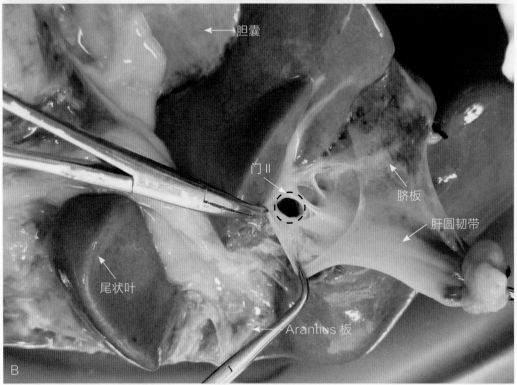

图 3.43　门Ⅰ、门Ⅱ

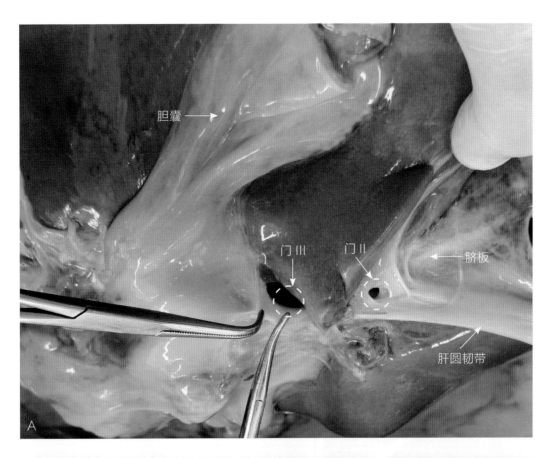

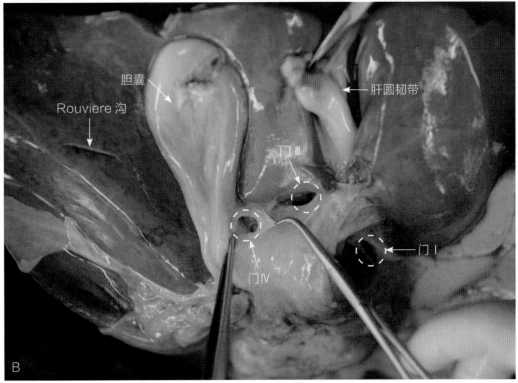

图 3.44　门Ⅲ、门Ⅳ

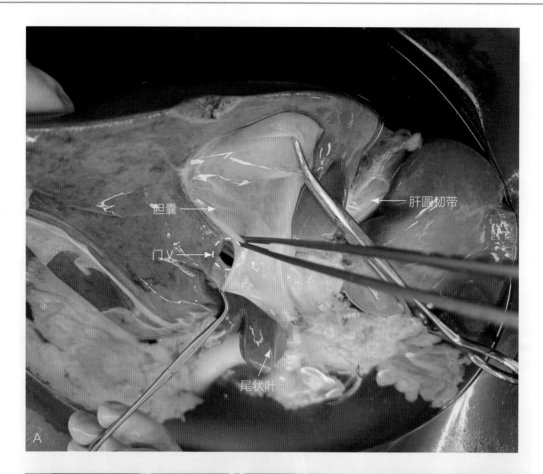

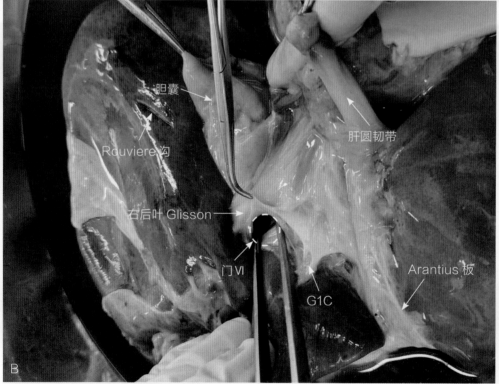

图 3.45 门Ⅴ、门Ⅵ

1. 左侧肝外 Glisson 蒂的分离应从 Laennec 膜上分离 Arantius 板开始，以识别门 I，然后从 Laennec 膜中分离脐板覆盖的门 II。通过连接这两个门，可以整体分离左外叶第 II 段和第 III 段的 Glisson 蒂的共同主干（G2+G3；图 3.46）。

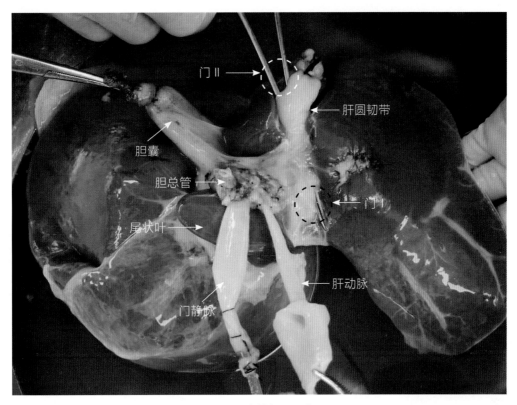

图 3.46　连接门 I 和门 II

左内叶（G4）或左半肝（G2+G3+G4）的 Glisson 蒂可以用相同的方式连接门 II 和门 III 或门 III 和门 I（图 3.47）。

2. 右侧肝外 Glisson 蒂分离应从覆盖胆囊窝的 Laennec 膜中分离胆囊板开始，即胆囊板胆囊切除术。该手术可切至右前 Glisson 蒂，并可识别门 IV 和门 V；且即使存在异常胆管，该手术也未触及 Calot 三角。在 Rouviere 沟的入口处可以找到 G1c，从而定位门 VI（图 3.48）。

通过连接门 IV 和门 V 可以分离肝右前 Glisson 蒂（G5+G8；图 3.49）。

通过连接门 V 和门 VI 分离肝右后叶 Glisson 蒂（G6+G7；图 3.50）。

通过连接门 IV 和门 VI 分离右半肝 Glisson 蒂（G6+G7；图 3.51）。

需要注意的是，识别 G1c 分离门 VI 时不要进入肝内实质，而应将肝蒂向肝门拖出，以防意外损伤肝静脉而导致不可控的出血。

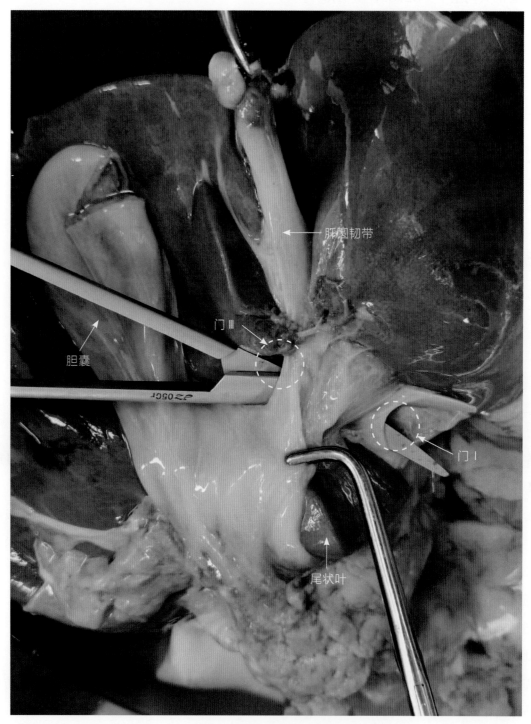

胆囊

门Ⅲ

肝圆韧带

门Ⅰ

尾状叶

图 3.47　连接门Ⅰ和门Ⅲ

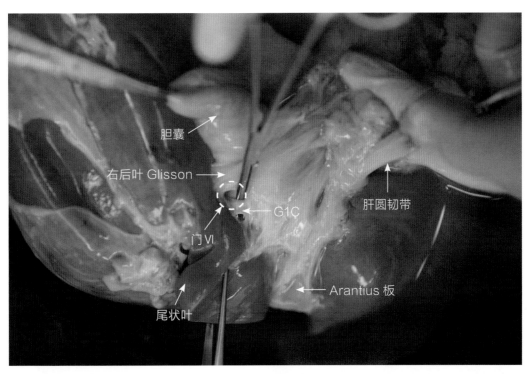

图 3.48　找到 G1C 定位门 VI

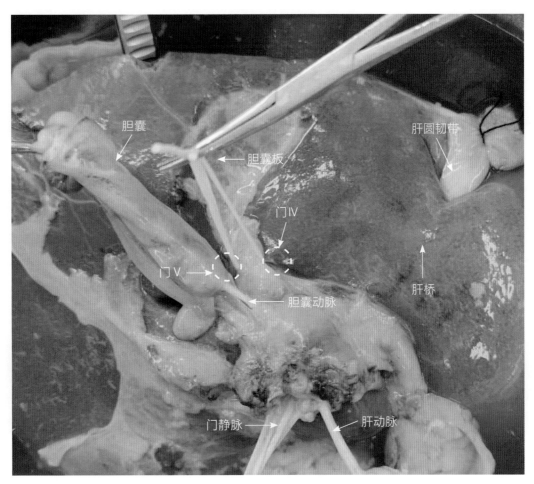

图 3.49　连接门 IV 和门 V

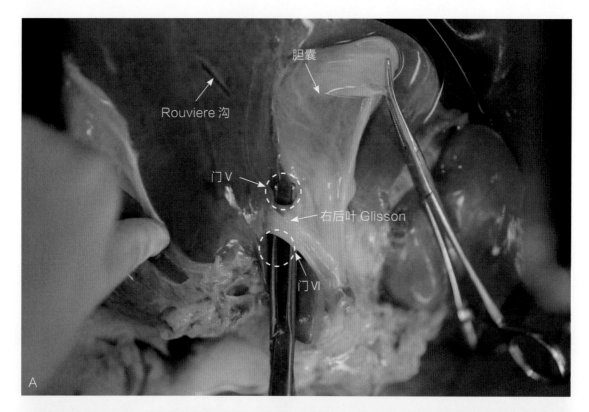

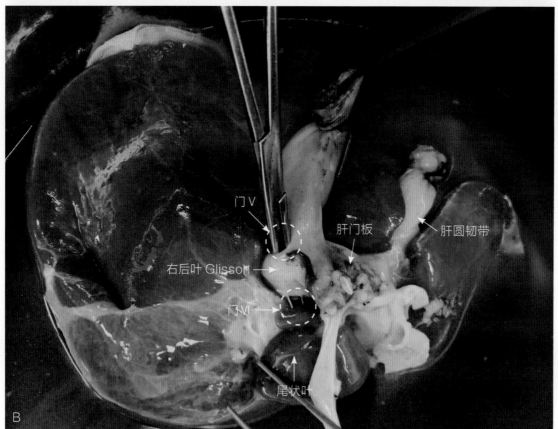

图 3.50　连接门 V 和门 VI

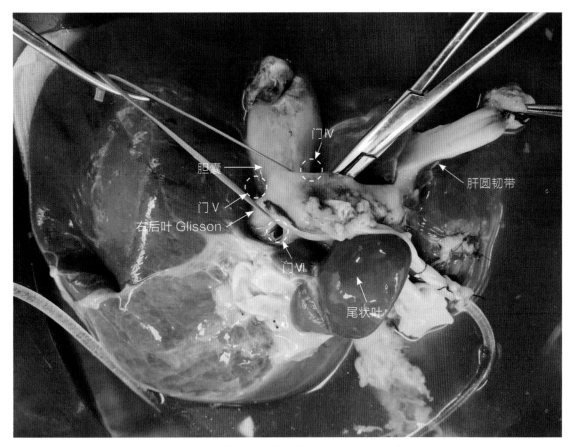

图 3.51　连接门Ⅳ和门Ⅵ

四、临床意义

1. Laennec 入路：Laennec 膜的存在使肝实质与其他组织形成了许多天然的解剖间隙，这是肝脏膜性切除的理论基础；即将 Laennec 膜作为解剖性肝切除的解剖标记，指引肝外分离（肝周游离和肝后分离）和肝内分离（肝蒂分离和肝静脉分离）。该入路不仅有利于手术操作，还有助于解剖性肝切除的流程化和标准化。

2. 基于 Laennec 膜的存在，包括尾状叶在内的所有肝外 Glisson 蒂都可以系统地分离。因此，在解剖肝实质期间，肝脏流入将保持在受控条件下。同时，还可以通过将 Laennec 膜保留在静脉壁上来分离和暴露主肝静脉。

第4章 胰腺及肠系膜血管系统

胰腺是人体重要的消化器官之一。在消化系统肿瘤中，胰腺癌的预后最差。胰腺癌作为一种恶性程度很高的实体肿瘤，其死亡率远远高于其他恶性肿瘤。研究表明，胰腺癌的 5 年存活率是所有肿瘤中最低的。

胰腺癌中约 90% 是胰头癌。目前治疗胰头癌最好的方式是手术切除。在手术切除的基础上，辅以其他治疗方式，可明显提高胰头癌患者的长期存活率。目前来看，治疗胰头癌的标准术式是胰十二指肠切除术。1898 年，意大利外科医生 Alessandro Codivilla 完成了第 1 例涉及胰头的胰十二指肠切除术。但是术后 21 天后患者就不幸去世了，随后的尸体解剖后考虑患者死于胰漏。直到 20 世纪三四十年代，美国的 Allen Oldfather Whipple 医生经过近 10 年的不断探索，终于初步建立了具有现代意义的胰十二指肠切除术技术体系。自此，胰十二指肠切除术逐渐成了胰头癌的标准术式。

对于很多外科医生而言，胰十二指肠切除术是一个极具挑战性的手术。因为胰腺解剖位置深，毗邻关系复杂，常常因为术者对解剖变异的不熟悉，造成一些不必要的手术副损伤。笔者团体在肝移植供肝修整时对废弃的胰腺进行解剖，揭开胰腺这一器官的神秘面纱。在本章中，我们主要从三个角度向读者展示胰腺这一器官，分别是胰腺膜的解剖，胰腺和周围毗邻的动脉，以及胰腺和周围毗邻的静脉。

第1节 胰腺膜解剖结构

一、胰腺系膜

胰腺系膜(图 4.1~ 图 4.3)或被膜是包裹了胰前、后壁的腹膜。其位于腹腔干和肠系膜上动脉之间，与周围神经、淋巴等融合后形成了一个收口状包绕，融合筋膜移行至腹腔干及肠系膜上动脉周围时，纤维结缔组织层次致密，内有大量的神经、淋巴管、脂肪组织等包绕腹腔干和肠系膜上动脉，称为胰腺系膜根部。向下则构成大网膜囊后壁，在横结肠根部与横结肠系膜融合。

1. 来源

胰腺系膜首先由德国医生 Gockel 等发现。他们的研究认为，胰的胰头部存在一种与结直肠系膜的类似的膜样结构；该结构覆盖于胰头背面，故定义为胰腺系膜。后来 Agrawal、Bouassida 等对胰后是否存在胰腺系膜提出了质疑。他们指出，胰与腹后膜之间虽然有大量血管、神经及淋巴分布，但并没有发现明显的纤维鞘和筋膜，因此认为并不符合"系膜"的概念；甚至有学者认为"胰腺系膜"

是个误称。2017 年，国内学者许静涌等认为，胰腺系膜区域以腹腔干及肠系膜上动脉起始部为核心，从胰腺头颈部及钩突延伸至主动脉 – 下腔静脉平面。该区域富含神经、血管和淋巴脂肪组织，无纤维组织鞘包裹。

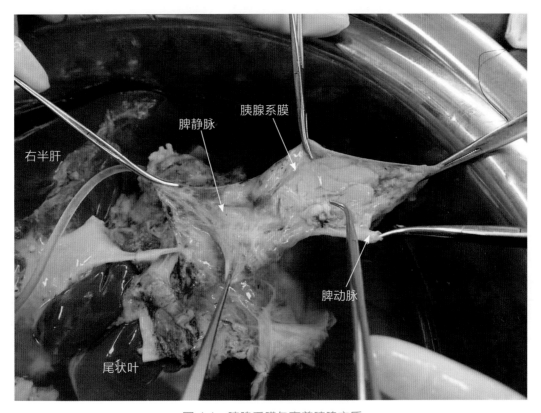

图 4.1　胰腺系膜包裹着胰腺实质

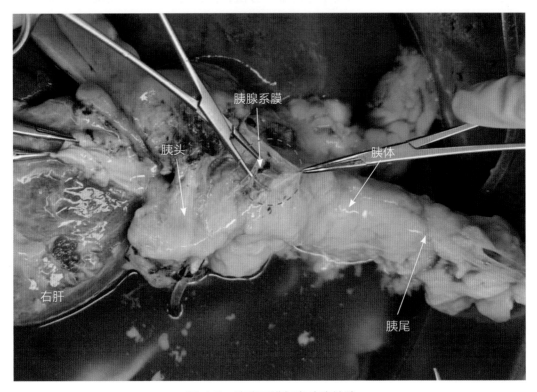

图 4.2　胰腺系膜包裹胰腺前壁

157

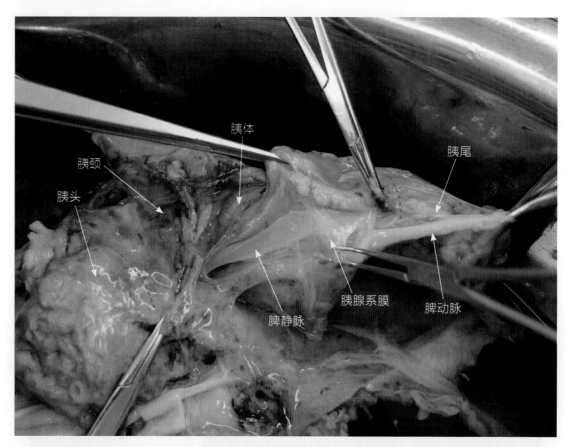

图 4.3　脾静脉周围的胰腺系膜

2. 临床意义

　　胰腺癌手术切除是胰腺癌患者长期生存的唯一方法，但预后极差。研究发现，胰头癌患者术后局部复发主要发生在胰后组织区域，即目前所定义的胰腺系膜区。为此，Adham 等学者提出胰腺全系膜切除（totle mesopancreas excision，TMpE）的理念。胰腺系膜切除的标志和界线是腹腔干和肠系膜上动脉。此外完整的胰腺癌 TMpE 应当包括对胰腺系膜三角区内的淋巴结、脂肪、神经、血管等组织的清扫（图 4.4~ 图 4.6）。

二、胰腺钩突系膜

　　胰腺钩突系膜是胰腺钩突与肠系膜血管间的解剖结构，也被称为胰腺系膜三角；该三角前界为肠系膜上静脉及门静脉后壁，内界为肠系膜上动脉及腹腔干右缘，后界为主动脉表面（图 4.7~ 图 4.11）。

1. 来源

　　胰腺钩突是自胰头左下方突出、位于肠系膜上动静脉后方的钩状突起。2012 年，法国学者 Adham 以临床影像学和解剖学为基础，将胰腺钩突与肠系膜血管间的解剖结构定义为胰腺系膜三角，即胰腺钩突系膜。

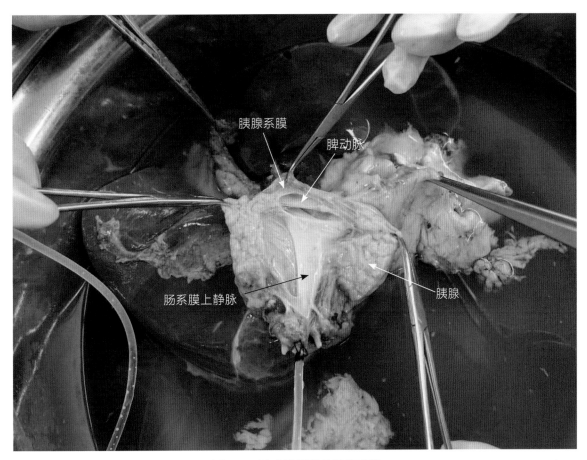

图 4.4　脾动脉周围的胰腺系膜

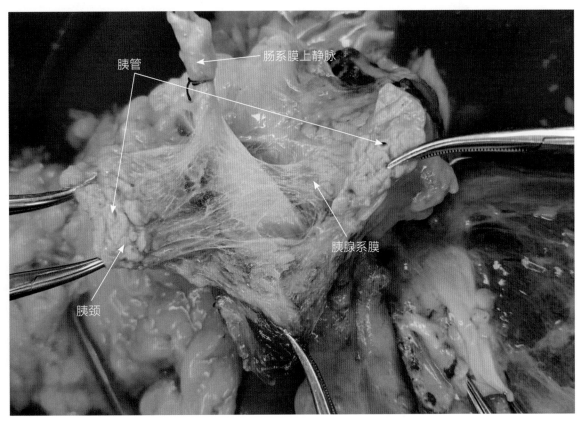

图 4.5　肠系膜上静脉周围的胰腺系膜

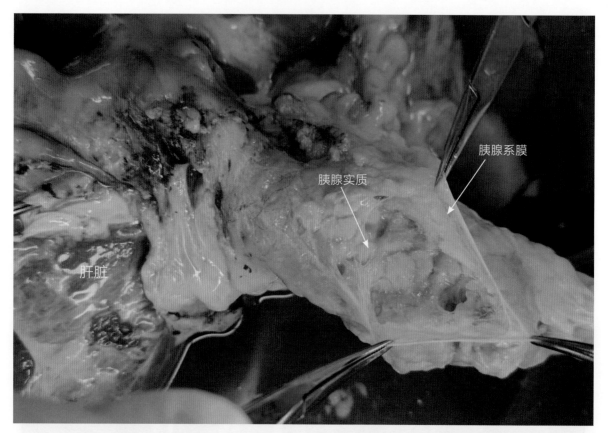

图 4.6　分离胰腺包膜暴露胰腺实质

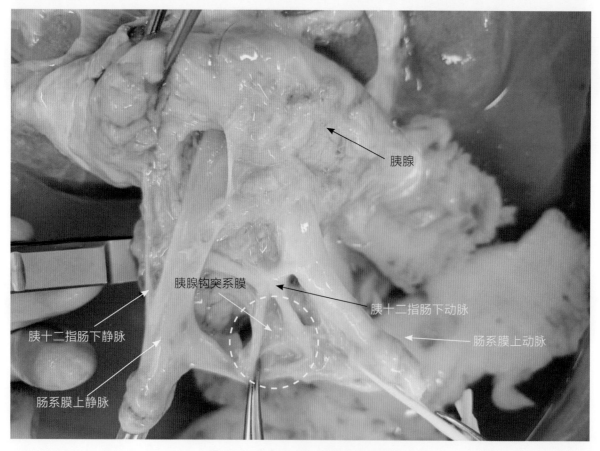

图 4.7　尚未分离血管的钩突系膜

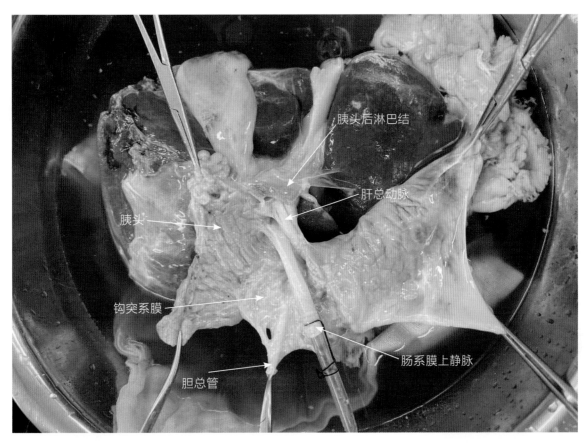

图 4.8　分离血管后的钩突系膜

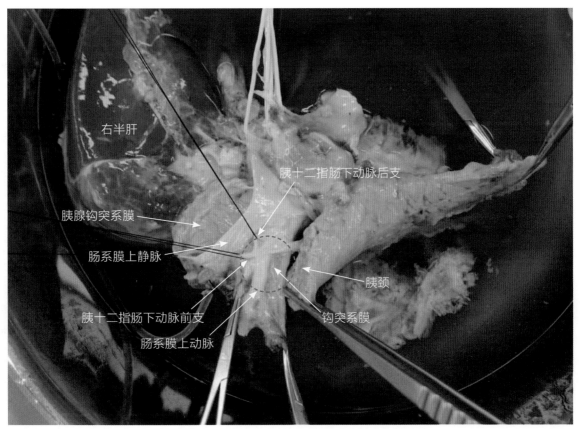

图 4.9　胰腺钩突系膜周围血管

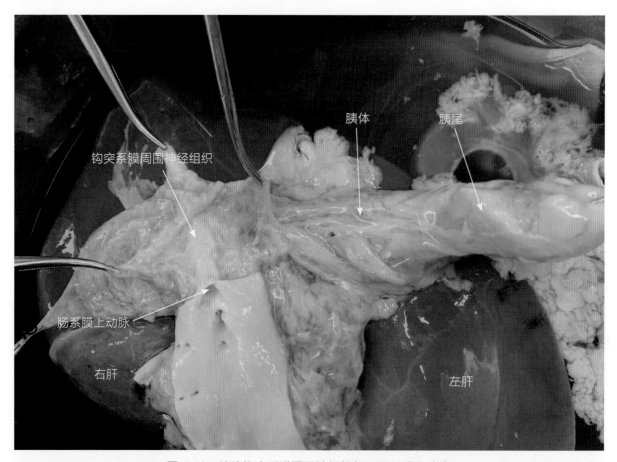

图 4.10　胰腺钩突系膜周围神经组织和肠系膜上动脉

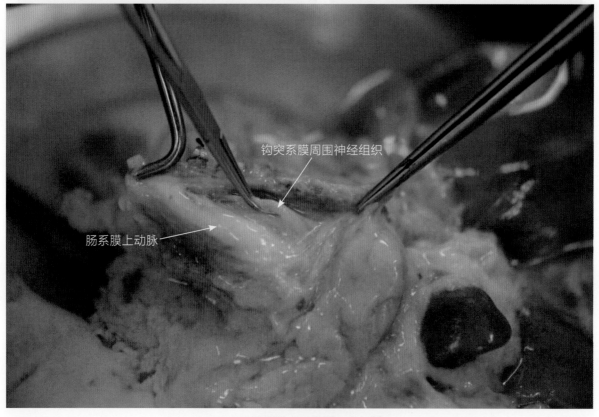

图 4.11　胰腺钩突系膜周围神经组织

2. 临床意义

胰腺系膜三角区域有胰腺钩突部供血血管通过，钩突动脉穿行进入胰腺钩突。该三角区域内包含胰头癌最常发生转移的第 13、14 和 16b1 组淋巴结及丰富的神经纤维组织。同时，在胰腺系膜三角处有胰十二指肠下动脉及其分支走行，同名静脉也在此区域内分别汇入肠系膜上动脉和门静脉。胰十二指肠手术的重点便是对胰腺钩突系膜的处理，尤其是在腹腔镜下行胰十二指肠切除术时。

三、胰后隧道

随着医学的快速发展，微创手术可在狭小的空间内进行更灵活和精细的操作，因此成了外科医生的首选。微创手术可通过人体的自然解剖间隙或系膜结构中的无血供部位到达目的区域进行手术操作。这些部位类似隧道，能以最短、最简的路径直达目的地。胰腺的后方就是这类部位，因此称为胰后隧道。

胰腺的后方组织层次较疏松，通常无静脉属支汇入门静脉，行胰十二指肠切除术、胰体尾部切除、胰腺中段切除时，能否通过钝性分离贯穿胰腺上下缘建立胰后隧道是手术成功的关键（图 4.12~图 4.14）。

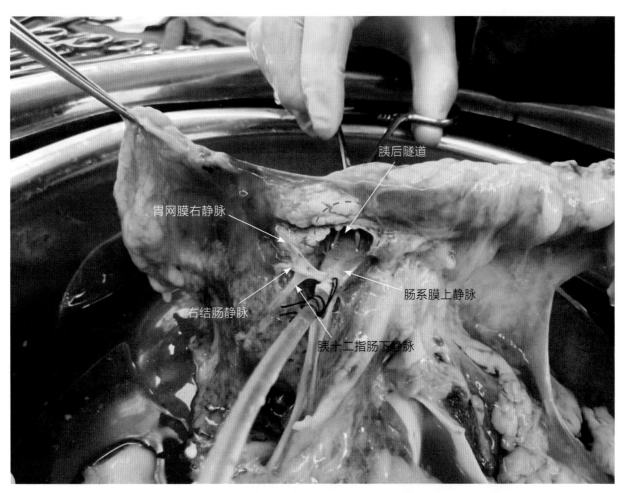

图 4.12　提起胰腺，用血管钳打开胰后隧道

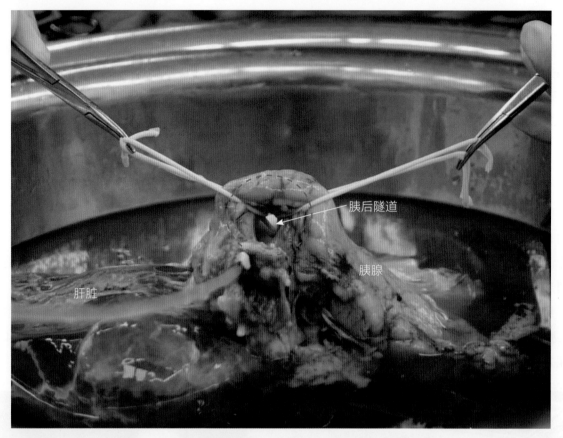

图 4.13　胰后隧道悬吊

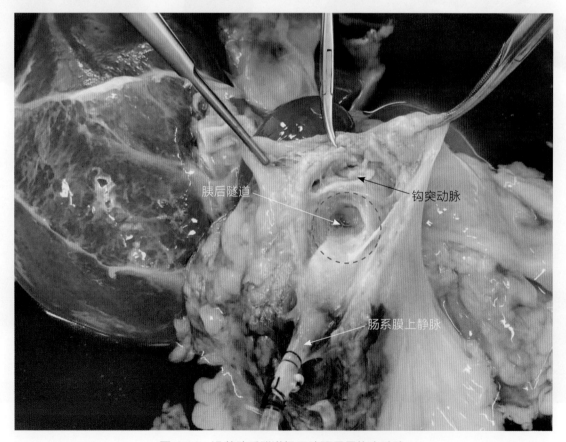

图 4.14　沿着胰后隧道切开胰颈暴露钩突动脉

胰腺位于腹部深层，腹侧有诸多脏器覆盖。胰腺紧邻后腹膜，并与后腹膜关系紧密，无法轻易移动位置。胰后隧道的建立可以使术者更快地到达手术位置，降低手术中血管损伤的风险。但胰后隧道的建立无定式，需要根据病变位置、大小以及病变与脾血管的关系而定。不同的胰腺切除方法可选择在不同的位置建立胰后隧道。由于门静脉、脾动脉有较多分支，在胰腺不同节段血管走行不同，因此各种方法间均略有差异，术中需注意。

四、胰管和副胰管

胰管是胰外分泌部的导管，由多个胰腺外分泌组织汇合而成，其走行方向与胰的长轴一致，从胰尾经胰体走向胰头，沿途接受许多小叶间导管，最后于十二指肠降部的壁内与胆总管汇合成肝胰壶腹，开口于十二指肠大乳头。副胰管是主胰管之外的胰管，又称为 Santorini 管。通常与主胰管转折之前的部分相连，水平向右行进，穿过十二指肠壁，开口于距乳头上前方约 2cm 的十二指肠小乳头。胰管和副胰管是胰腺外分泌液主要的流出通道（图 4.15~ 图 4.19）。

胰管和副胰管作为胰腺外分泌液的流出通道，当急性胰腺炎、胰腺外伤和胰腺手术后，胰液容易从胰管损伤处或胰腺 - 消化道吻合口外渗到腹腔，进而引起继发感染、腹腔出血等并发症，严重的会导致患者死亡。

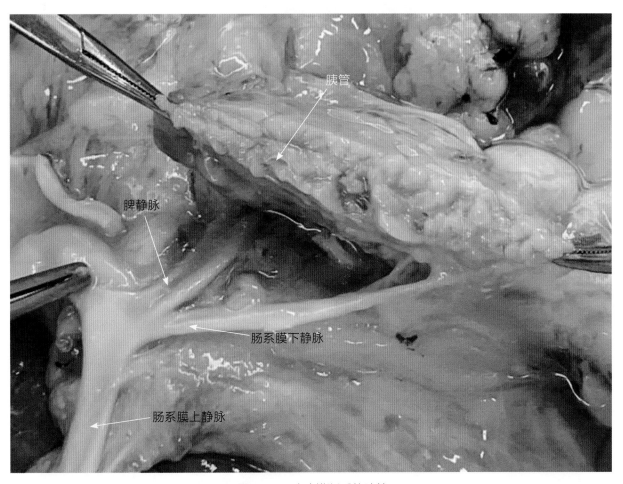

图 4.15　胰腺横断后的胰管

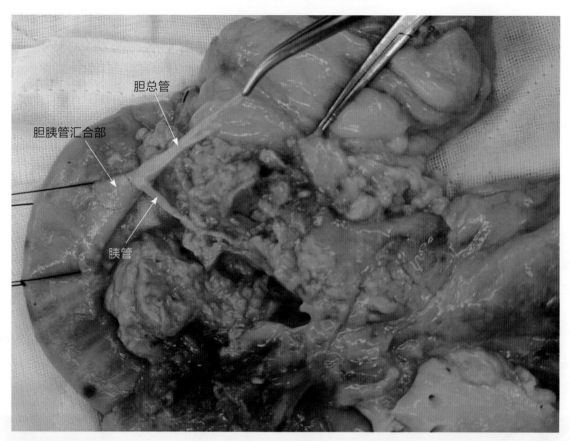

图 4.16　胆胰管汇合开口于十二指肠大乳头

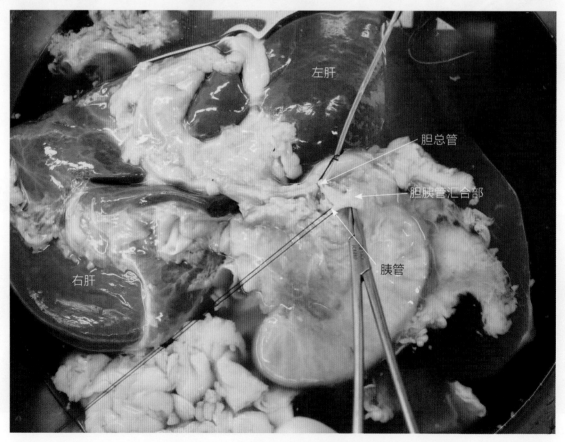

图 4.17　胆胰管汇合部与肝脏的位置关系

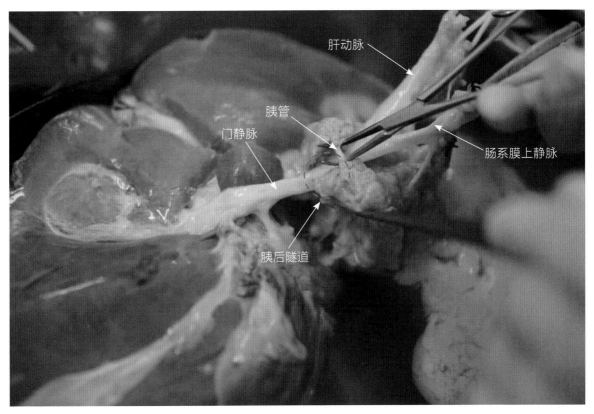

图 4.18　胰管和胰后隧道的位置关系

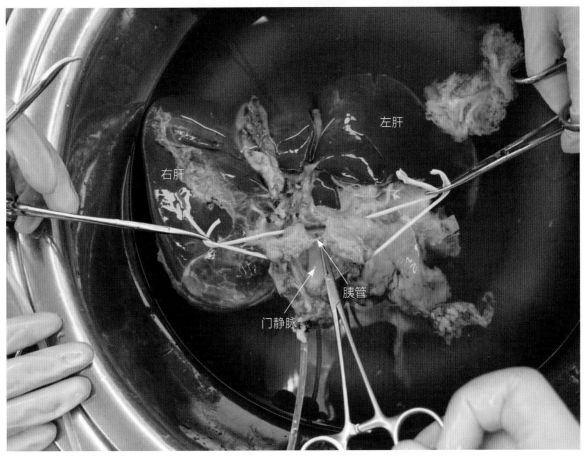

图 4.19　悬吊胰腺，观察胰管和门静脉的位置关系

第2节　胰腺毗邻的动脉

一、肠系膜上动脉

肠系膜上动脉在约第1腰椎高度起自腹主动脉前壁，在脾静脉和胰头的后方下行，跨过胰腺钩突的前方，在胰腺下缘和十二指肠水平部之间进入小肠系膜根，斜行向右下，至右髂窝处其末端与回结肠动脉的回肠支吻合。肠系膜上动脉的主干呈向左侧稍凸的弓状，从弓的凸侧依次发出胰十二指肠动脉和十余支空、回肠动脉，从弓的凹侧依次发出中结肠动脉、右结肠动脉和回结肠动脉。一般来说，胰十二指肠下动脉到肠系膜上动脉根部的距离为3cm，这对胰十二指肠切除术手术寻找胰十二指肠下动脉具有指导意义。（图4.20~图4.25）。

二、脾动脉

脾动脉是腹腔干最大的分支，其沿胰腺上缘走向左侧。脾动脉在其行程中向胰腺发出数个分支后，经行于脾肾韧带之间，达脾门附近，先分出在上方的胃短动脉诸小支和在下方的胃网膜左动脉，然后再分出2~3个终末支进入脾脏（图4.26~图4.30）。

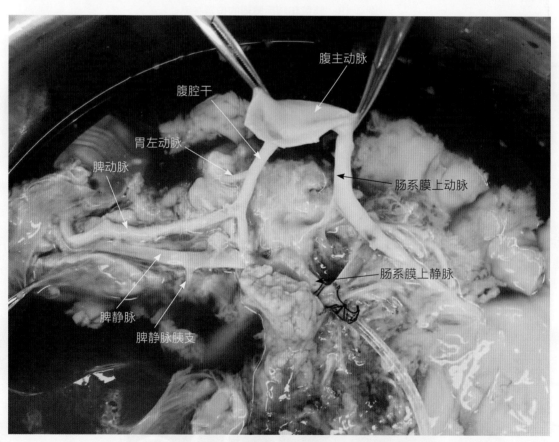

图 4.20　肠系膜上动脉与腹腔干分支

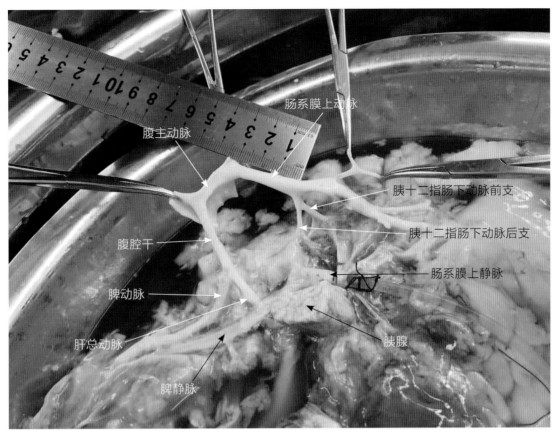

图 4.21 测量胰十二指肠下动脉到肠系膜上动脉根部的距离

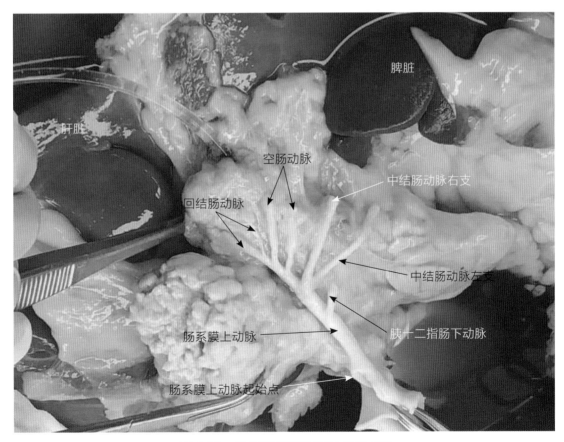

图 4.22 部分剥离的肠系膜上动脉分支

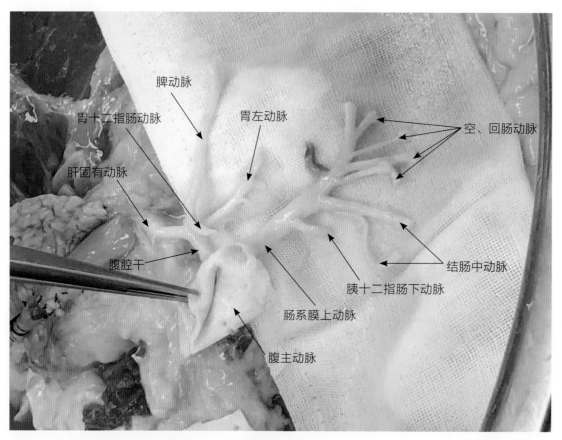

图 4.23　完全剥离的肠系膜上动脉分支

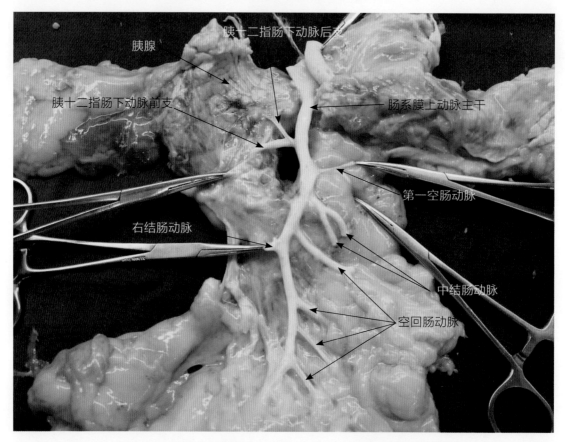

图 4.24　肠系膜上动脉发出的胰十二指肠下动脉与胰腺的关系

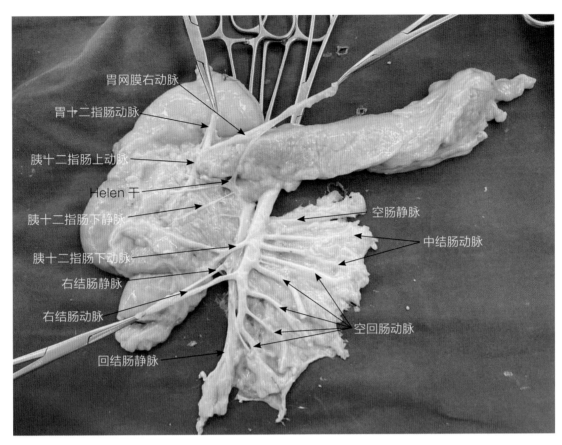

胃网膜右动脉

胃十二指肠动脉

胰十二指肠上动脉

Helen 干

胰十二指肠下静脉

胰十二指肠下动脉

右结肠静脉

右结肠动脉

回结肠静脉

空肠静脉

中结肠动脉

空回肠动脉

图 4.25　肠系膜上动脉分支与肠系膜上静脉分支

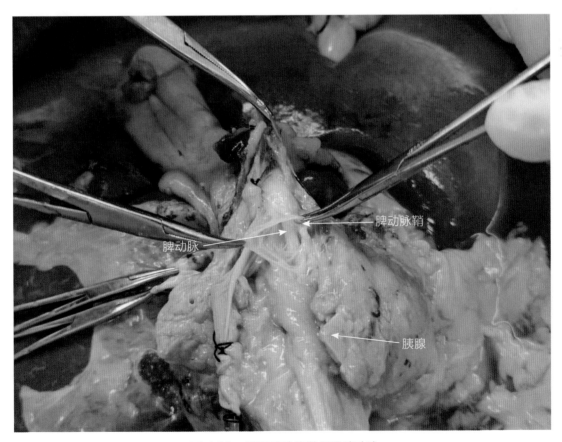

脾动脉鞘

脾动脉

胰腺

图 4.26　打开脾动脉鞘显露脾动脉

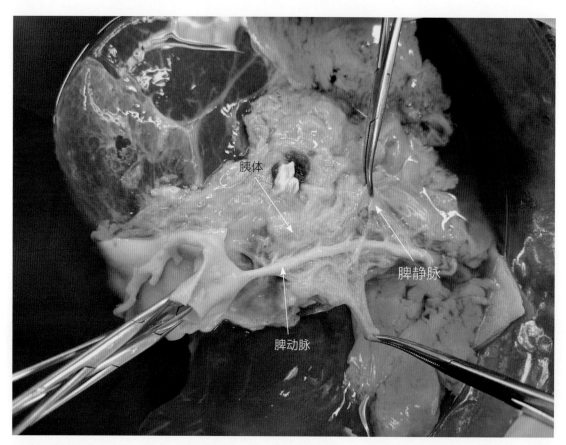

图 4.27　脾动脉与脾静脉

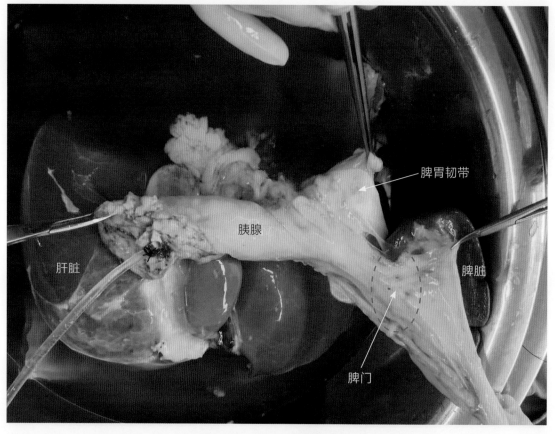

图 4.28　肝、胰、脾整体观

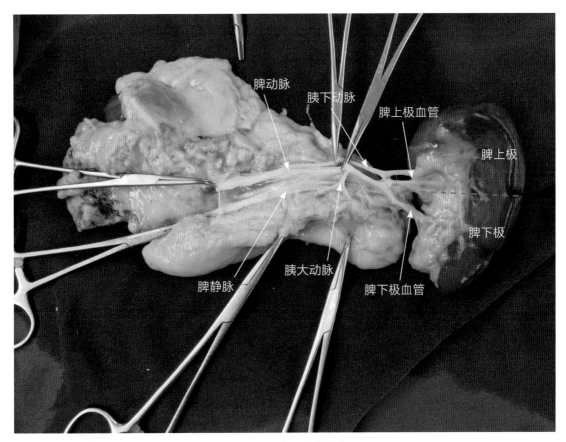

图 4.29 脾脏血管分布

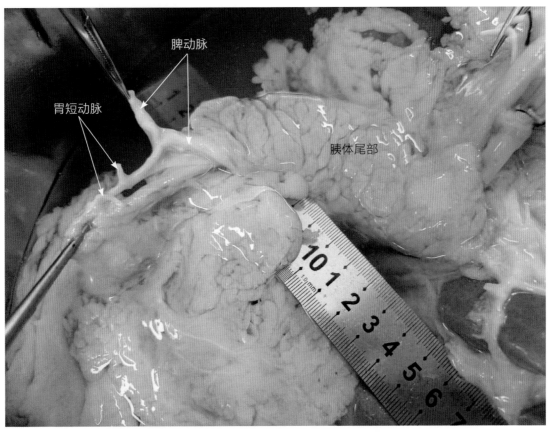

图 4.30 脾动脉发出的胃短动脉

三、胃十二指肠动脉

胃十二指肠动脉由来自腹腔干的肝总动脉发出，经十二指肠上部、幽门的后方至胃的下缘，又分为胃网膜右动脉和胰十二指肠上动脉。其中胃网膜右动脉沿胃大弯向左行，分布于胃大弯右侧的胃壁和大网膜，终末支与胃网膜左动脉相吻合；胰十二指肠上动脉分前、后两支分布于胰头和十二指肠（图 4.31~4.34）。

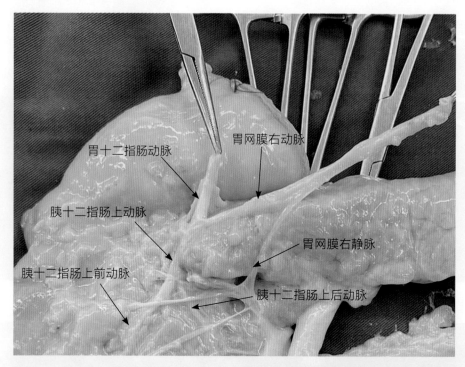

图 4.31　胃十二指肠动脉分出胃网膜右动脉和胰十二指肠上动脉

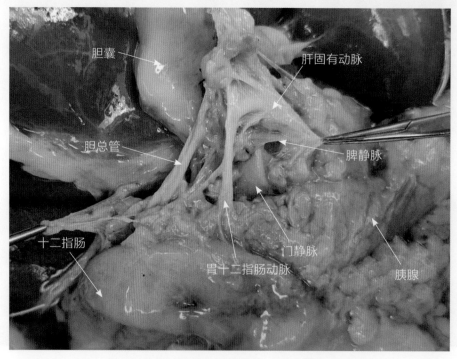

图 4.32　胰腺十二指肠切除术胃十二指肠动脉离断平面

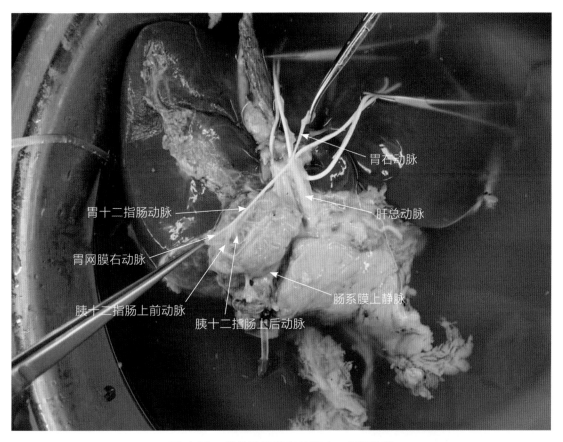

图 4.33　肝总动脉发出的胃十二指肠动脉

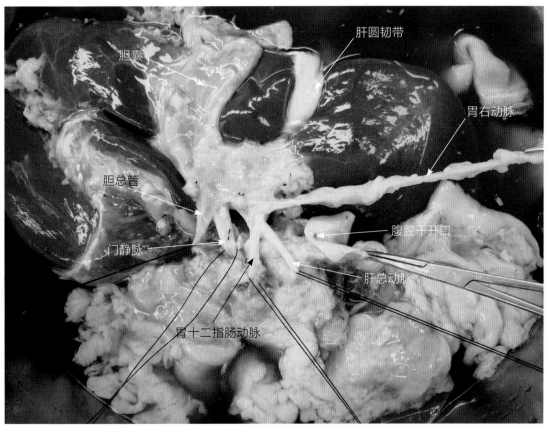

图 4.34　腹腔干、肝总动脉与胃十二指肠动脉的关系

胃十二指肠动脉的临床意义有以下两点。

1. 胃十二指肠动脉的识别和结扎是胰十二指肠切除术的关键步骤之一。腹腔镜胰十二指肠切除术术中处理胰腺钩突之前，应优先处理胃十二指肠动脉，充分游离至足够长度后再行结扎、离断。

2. 胃十二指肠动脉重建可保证移植胰腺和十二指肠节段的良好血液供应，可能有助于降低胰腺移植后的外科并发症发生率以及手术失败率。

四、胰腺的动脉

胰腺的动脉来自脾总动脉和肝总动脉，部分来自肠系膜上动脉系统。胰腺不像肝脏、脾脏和肾脏等实质器官有其固有的"门"供血管进出，其动脉是围绕胰腺周围分布并相互吻合形成复杂的血管网（图 4.35~ 图 4.46）。

胰腺的动脉属支有以下几支。

1. 胰十二指肠上动脉

一般认为胰十二指肠上动脉由胃十二指肠动脉发出，进而分为胰十二指肠前上动脉和胰十二指肠后上动脉。

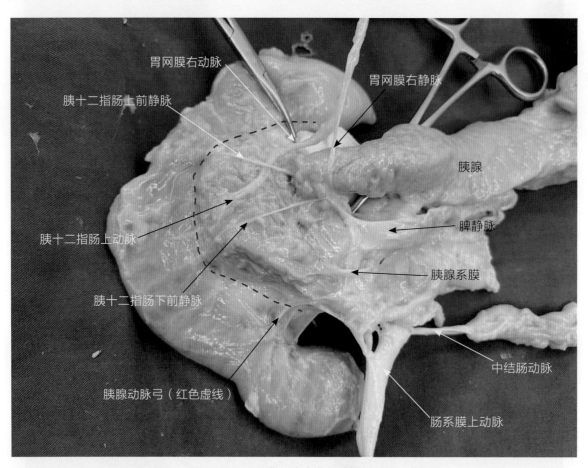

图 4.35　肠系膜上动脉发出胰腺动脉弓

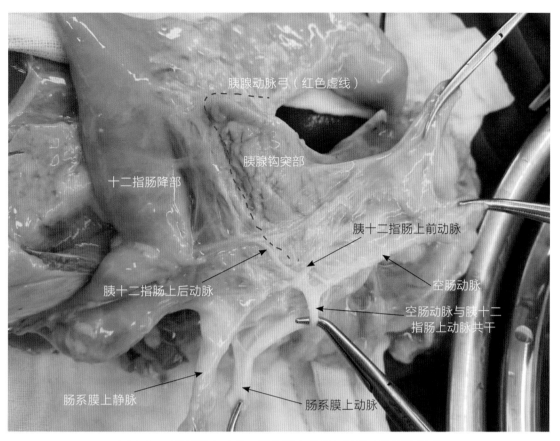

图 4.36　肠系膜上动脉、肠系膜上静脉与胰腺动脉弓的关系

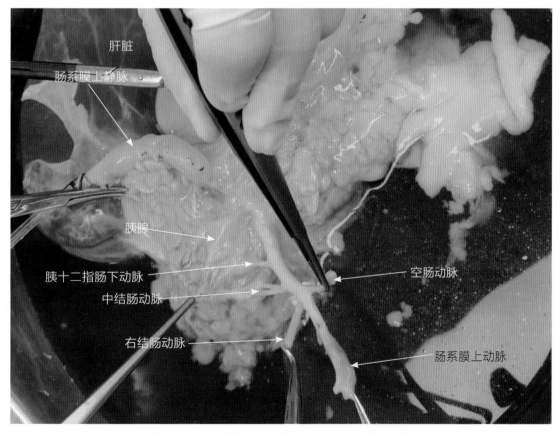

图 4.37　肠系膜上动脉发出的胰十二指肠下动脉

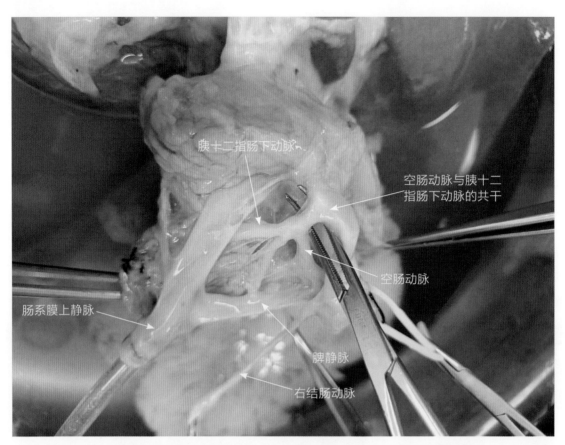

图 4.38　肠系膜上动脉发出共干，再分出胰十二指肠下动脉和空肠动脉

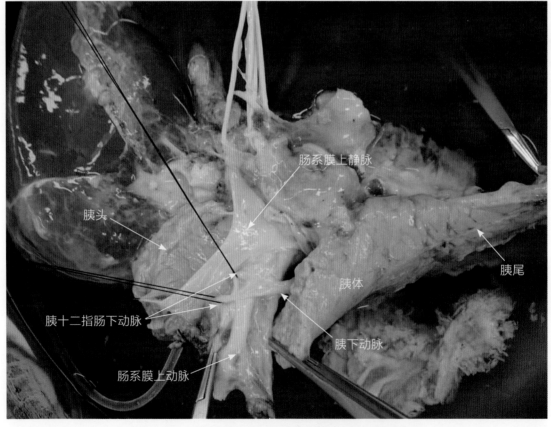

图 4.39　肠系膜上动脉发出两条胰十二指肠下动脉

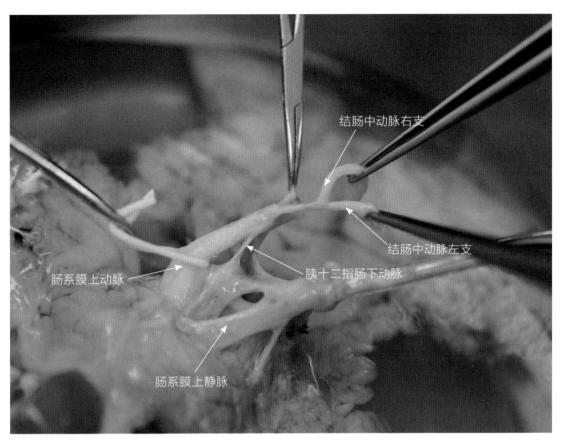

图 4.40　肠系膜上动脉与肠系膜上静脉及胰十二指肠下动脉的关系

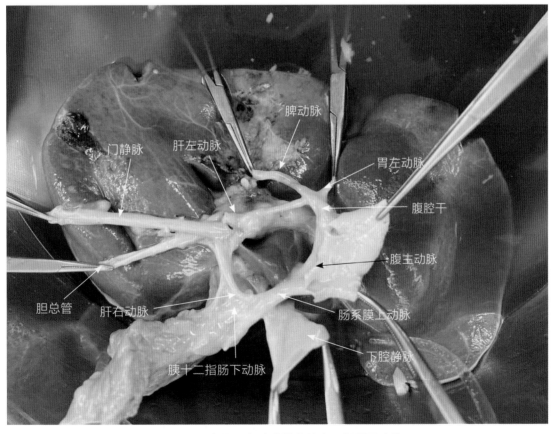

图 4.41　变异肝右动脉发出胰十二指肠下动脉

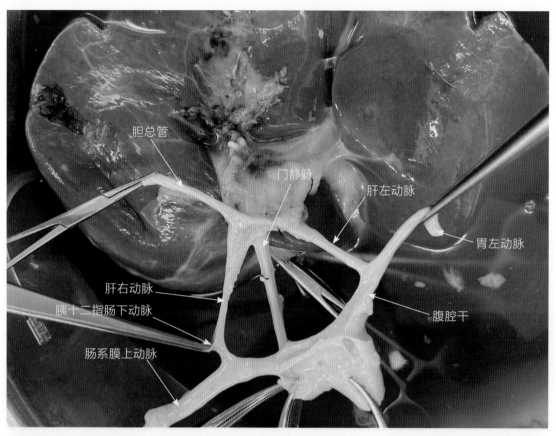

图 4.42　变异肝右动脉发出胰十二指肠下动脉

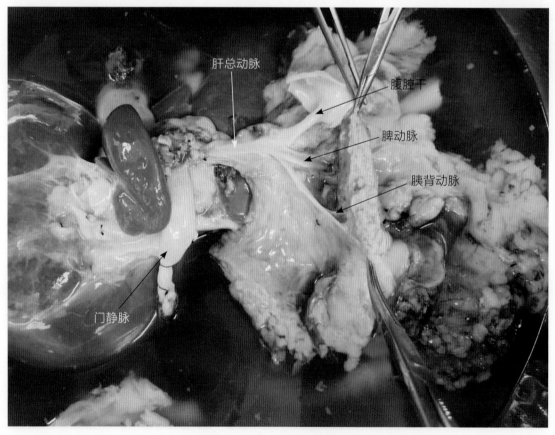

图 4.43　胰腺颈部的胰背动脉

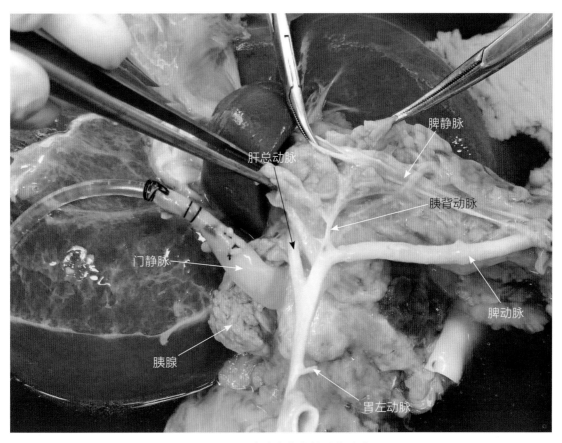

图 4.44　脾动脉发出的胰背动脉

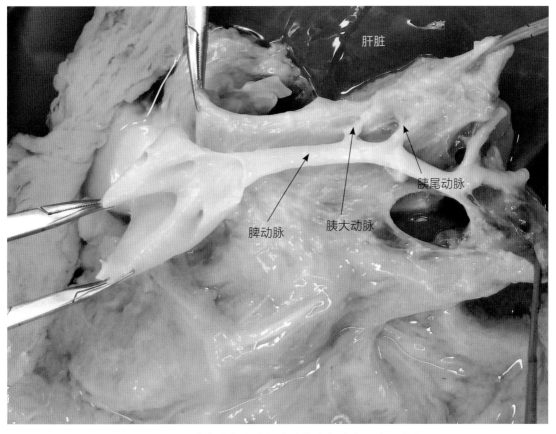

图 4.45　脾动脉发出进入胰腺的胰大动脉和胰尾动脉

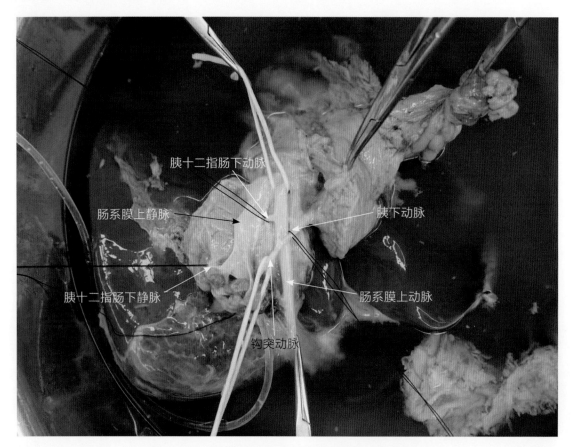

图 4.46　肠系膜上动脉发出的胰下动脉和钩突动脉

2. 胰十二指肠前上动脉

胰十二指肠前上动脉起源于胃十二指肠动脉，其行程一般沿胰头腹侧面、十二指肠降部内侧波浪样下行，或走行于十二指肠与胰头外侧面之间的胰十二指肠前沟内，也可走行于胰腺实质内。

3. 胰十二指肠后上动脉

一般认为它是胃十二指肠动脉的第一分支，可从其近端后面发出，也可从其右边分出。胰十二指肠后上动脉一般环绕胆总管呈螺旋状下行，先右行穿过胆总管的前方，至其右缘后逐渐转向其后方，最后行至其左侧，末端与胰十二指肠后下动脉吻合形成胰十二指肠后弓。

4. 胰十二指肠下动脉

胰十二指肠下动脉均起源于肠系膜上动脉，由肠系膜上动脉发出后，先向左行一小段距离，然后转向右，经肠系膜上静脉后方至胰腺钩突后方，主要供应胰腺背侧面。在接近胰头下缘处分为胰十二指肠下前动脉和胰十二指肠下后动脉，行程中不发出侧支血管。胰十二指肠下前动脉发出后的行程并不一致，部分走行于胰腺下方或后方，少部分穿行于胰腺实质内，然后于胰头十二指肠间沟中向上走行，与胰十二指肠上前动脉相互吻合成前动脉弓。胰十二指肠下后动脉发出后走行于胰头背侧，基本平行于十二指肠内缘，且与胰十二指肠下前动脉相比，位置总是更远离胰头侧。

5. 胰十二指肠前下动脉

胰十二指肠前下动脉是胰十二指肠下动脉的前分支，多数走行于胰腺后方，也可位于胰腺下方或前方，极少数可穿行于胰腺实质内，但总是位于胰十二指肠后下动脉的前方。

6. 胰十二指肠后下动脉

胰十二指肠后下动脉也称胰十二指肠左上动脉、十二指肠后下动脉、胰十二指肠胰后动脉和胰十二指肠背下动脉等。大部分是胰十二指肠下动脉的背侧分支。胰十二指肠后下动脉一般较短，大致与胰十二指肠前下动脉平行分布，并总是位于后者的头侧。

7. 胰背动脉

胰背动脉主要供应胰腺颈体部，其起源部位存在很大的变异。主干于胰腺颈、体交界处垂直于胰腺长轴走行，然后分成左右两支；右支与胃十二指肠动脉、胰十二指肠前上动脉或胃网膜右动脉吻合，形成所谓的胰前弓；左支即胰横动脉，出现率约为 50%。胰背动脉还可发出供应胰头的胰上支及供应钩突的钩突支。另外，胰背动脉可与许多其他胰腺动脉形成吻合。

8. 胰大动脉和胰尾动脉

胰大动脉可起源于脾动脉的不同部位，而胰尾动脉主要起源于脾动脉的远端。它们主要分布并供应胰腺尾部血供，胰大动脉还可参与一部分胰体的血供。胰大动脉和胰尾动脉可以分别为一支，也可以为多支。胰大动脉的右侧分支可与胰背动脉吻合，左侧分支与胰尾动脉吻合，并均可与胰横动脉吻合。

9. 胰横动脉

胰横动脉又称胰下动脉，半数以上起源于胃十二指肠动脉，沿胰腺表面横行向左，横贯胰腺纵轴全长，是连接各胰腺动脉、沟通胰腺不同部位血供的重要血管。胰横动脉沿途可发出侧支与其他胰腺及胰周血管形成丰富的吻合血管网。

10. 钩突动脉

胰腺钩突部的血液供应主要来源于胰背动脉和起自肠系膜上动脉或上位空肠动脉的分支血管，其中胰背动脉右支分布于胰头钩突部位，又分为上下两条分支，后二者相互汇合形成完全位于胰腺钩突内的完整动脉闭合环路，称为钩突动脉环。

第 3 节　胰腺毗邻的静脉

一、肠系膜上静脉

肠系膜上静脉是门静脉系最大的属支，由小肠静脉和右半结肠静脉汇合形成，于胰颈下缘进入胰颈后面上行，并与脾静脉汇合形成门静脉，穿过胰颈上缘进入肝十二指肠韧带，至第一肝门部再分支进入肝脏实质。肠系膜上静脉主要收集空肠、回肠、盲肠、阑尾、升结肠、横结肠右半部和胰腺等脏器的静脉血流（图 4.47，图 4.48）。

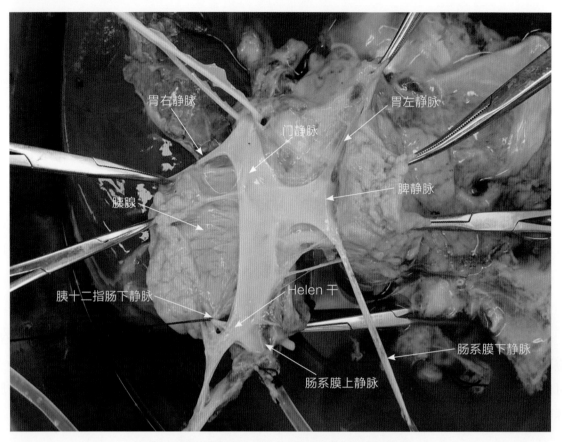

图 4.47　肠系膜上静脉与脾静脉汇合形成门静脉

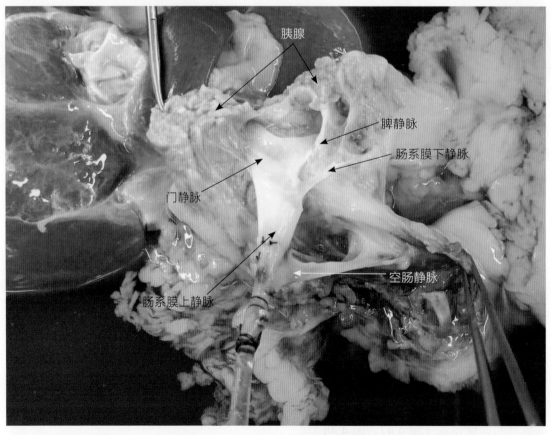

图 4.48　肠系膜下静脉、肠系膜上静脉和脾静脉汇合形成门静脉

二、Henle 干

Henle 干又名胃结肠静脉干，是 1958 年由 Henle 首先提出的。Henle 干由来自结肠的静脉与胃网膜右静脉汇合形成静脉干，在胰下缘汇入肠系膜上静脉。后来，Descomps 等研究发现，胰十二指肠上前静脉、胰十二指下前静脉也是这一静脉干的常见属支，因此将其定义扩展为胃 – 网膜 – 胰 – 十二指肠 – 结肠干（图 4.49~ 图 4.52）。

根据 Negoi 等的研究报告，按照胃网膜不同走行的分型，可将 Henle 干分为 5 型：

Ⅰ 型：胃网膜右静脉 + 胰十二指肠上前静脉 + 上右结肠静脉。

Ⅱ 型：胃网膜右静脉 + 胰十二指肠上前静脉。

Ⅲ 型：胃网膜右静脉 + 胰十二指肠上前静脉 + 右结肠静脉 + 上右结肠静脉。

Ⅳ 型：胃网膜右静脉 + 胰十二指肠上前静脉 + 右结肠静脉。

Ⅴ 型：胃网膜右静脉 + 上右结肠静脉。

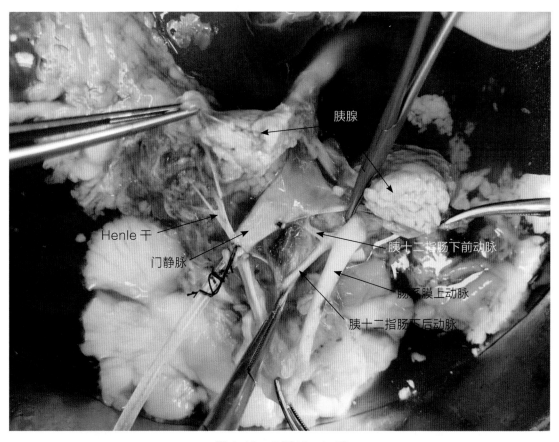

图 4.49　Ⅰ 型 Henle 干

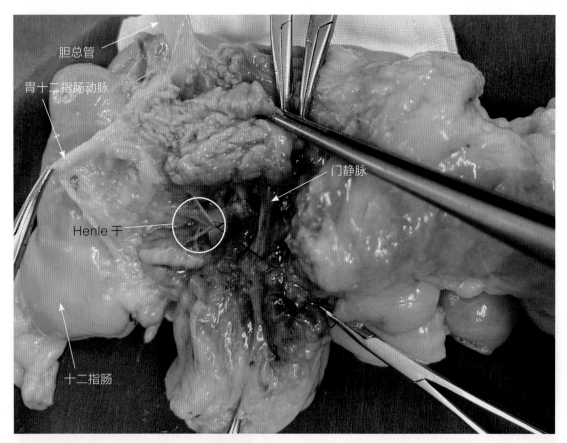

图 4.50　Ⅰ型 Henle 干

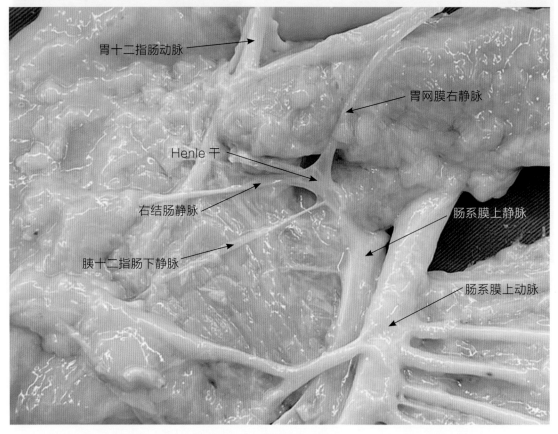

图 4.51　Ⅳ型 Henle 干

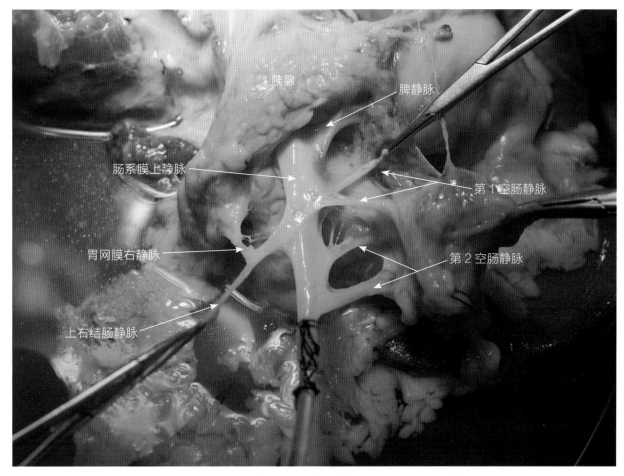

图 4.52　Ⅴ型 Henle 干

　　Henle 干是由结肠静脉、胃网膜右静脉和胰十二指肠上前静脉、胰十二指下前静脉汇合而成的静脉干，所以在结肠、胃和胰腺的手术中具有重要意义。在施行结肠、胃和胰腺手术时，应尽量在术前通过影像学方法评估 Henle 干的解剖及变异，在术中避免损伤 Henle 干。

三、肠系膜上静脉外科干

　　肠系膜上静脉外科干为上起 Henle 干注入点、下至回结肠静脉注入点之间的一段肠系膜上静脉。未形成 Henle 干者则以距离回结肠静脉汇入点最近的静脉汇入点为肠系膜上静脉外科干上界（图 4.53）。

　　肠系膜上静脉外科干在治疗门静脉高压中应用广泛，临床上常选择该静脉行静脉分流术以治疗门静脉高压症。与脾肾、门腔等近肝门处分流相比，选择该静脉更具优越性。

　　Holyoke 对肠系膜上静脉外科干是否适合行肠腔分流术提出了 4 点要求：

　　1. 外科干的长度至少需 2cm 且无阻塞。

　　2. 肠系膜上静脉左侧无粗大属支。

　　3. 无肠系膜上动脉分支从外科干的前方或后方横过（越过外科干上、下端不列入在内）。

　　4. 肠系膜上动脉和静脉无广泛重叠现象。

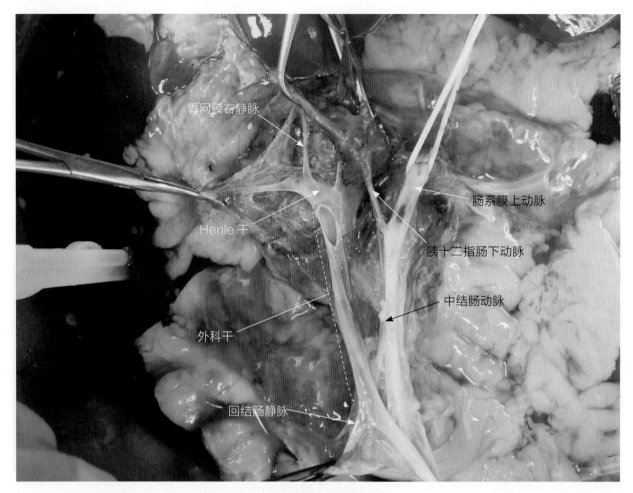

图 4.53　肠系膜上静脉外科干

四、胰腺静脉

　　胰腺的静脉多与同名动脉伴行，汇入肝门静脉系统。胰头及胰颈的静脉汇入胰十二指肠上、下静脉及肠系膜上静脉，胰体和胰尾的静脉以多个小支在胰后上部汇入脾静脉（图 4.54~ 图 4.58）。

　　胰十二指肠下静脉是发自胰腺钩突汇入第一空肠静脉干或肠系膜上静脉后壁的小静脉，可能包括胰十二指肠前下静脉、胰十二指肠后下静脉或由胰十二指肠前下静脉和胰十二指肠后下静脉汇合而成的静脉。

五、肠系膜下静脉

　　肠系膜下静脉是脾静脉的属支，走行于肠系膜下动脉的结肠系膜内，跨越左结肠动脉的前面，末段与动脉分离后，走行于十二指肠空肠曲与左肾之间的十二指肠空肠襞左缘后方，于十二指肠空肠曲左侧进入胰体后面。绝大部分情况下，肠系膜下静脉下段与肠系膜下动脉伴行，中段与左结肠动脉升支伴行，末段与动脉分离（图 4.59，图 4.60）。

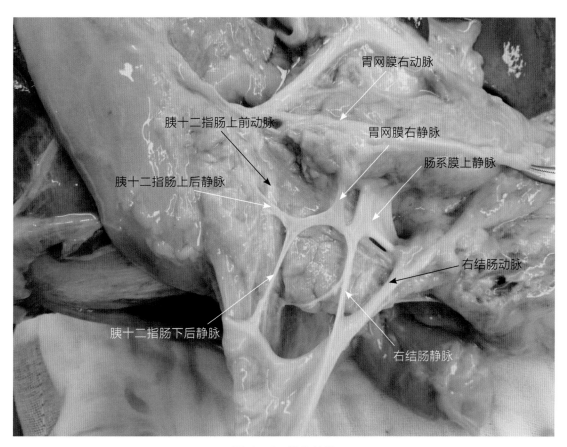

图 4.54 胰腺静脉

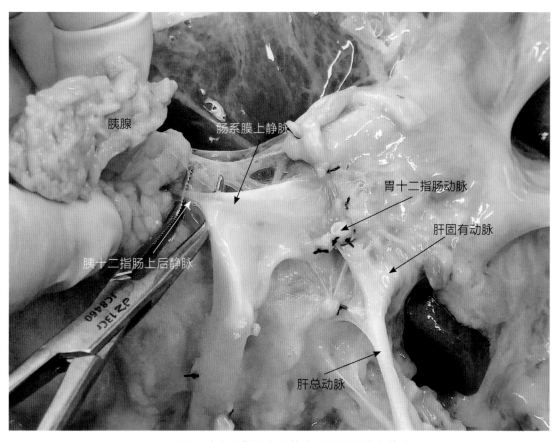

图 4.55 胰十二指肠上后静脉汇入肠系膜上静脉

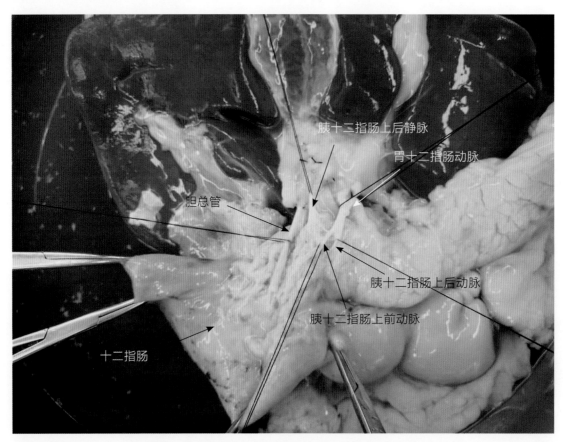

图 4.56　胰十二指肠上后静脉与胰十二指肠上后动脉的关系

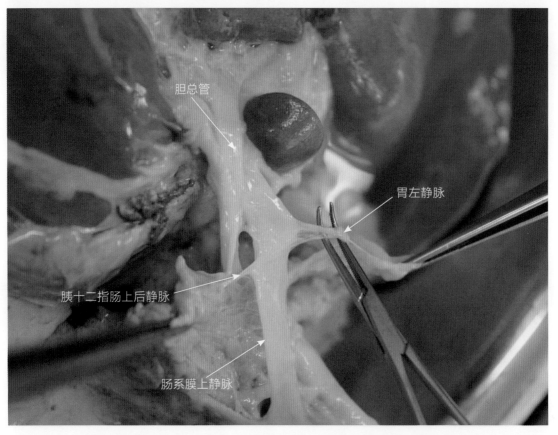

图 4.57　胰十二指肠上后静脉和胃左静脉汇入肠系膜上静脉

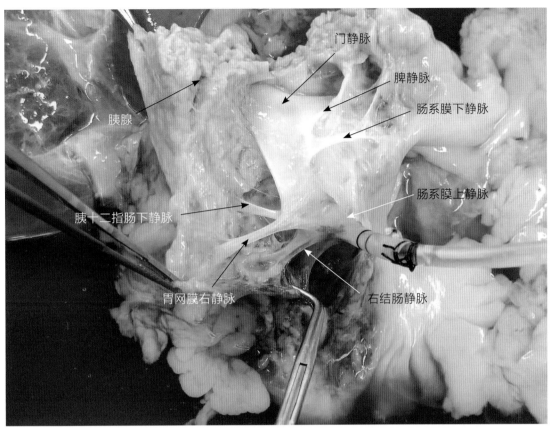

图 4.58　肠系膜上静脉和肠系膜下静脉的关系

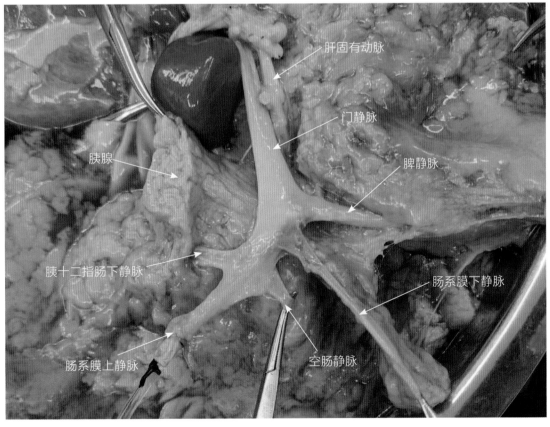

图 4.59　空肠静脉汇入肠系膜上静脉

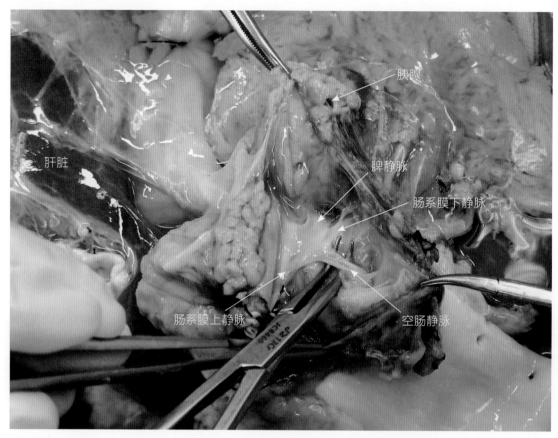

图 4.60　肠系膜上静脉、肠系膜下静脉和空肠静脉的关系

肠系膜下静脉的临床意义有两点。

1. 门静脉高压的患者，可通过肠系膜下静脉与下腔静脉或左肾静脉分流来降低门静脉的压力。

2. 行胰 – 十二指肠切除术时，提前了解肠系膜下静脉胃左静脉的走行，术中尽量避免损伤该血管，可以有效降低患者术后胃充血和胃排空延迟的概率。

六、脾静脉

脾静脉与脾动脉伴行，脾静脉首先位于脾动脉的后下方，到脾门大部分绕至脾动脉的前下方，少部分位于脾动脉的后方（图 4.61，图 4.62）。

脾静脉较为粗大，但不如脾动脉那样弯曲。脾静脉起自脾门，于胰腺后方右行，横跨左肾前上方，经腹腔干和肠系膜上动脉之间至腹主动脉前方，于胰颈后方汇入门静脉。

七、胃左静脉和胃右静脉

胃左静脉又称胃冠状静脉，起自门静脉或脾静脉，向头端走行于肝左叶和胃之间（图 4.63）。

胃右静脉是胃右动脉的伴行静脉，主要收纳胃幽门部小弯侧前后壁的静脉属支，沿幽门上方向右上引流。一般为单支，并行于胃右动脉的右侧或前方（图 4.64，图 4.65）。

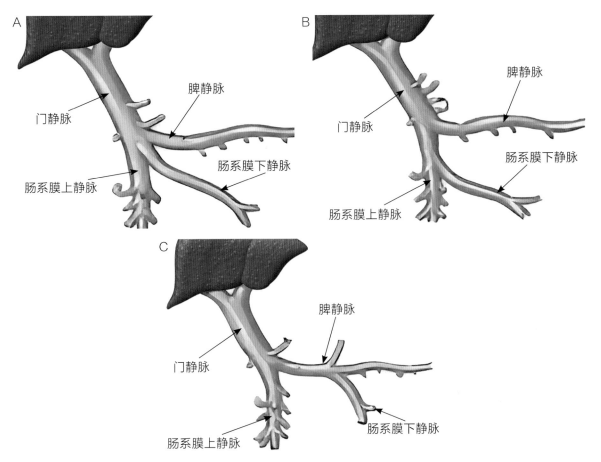

图 4.61　脾静脉与肠系膜下静脉的关系

A. 肠系膜下静脉汇入脾静脉和肠系膜上静脉的汇合处；B. 肠系膜下静脉汇入肠系膜上静脉；
C. 肠系膜下静脉汇入脾静脉

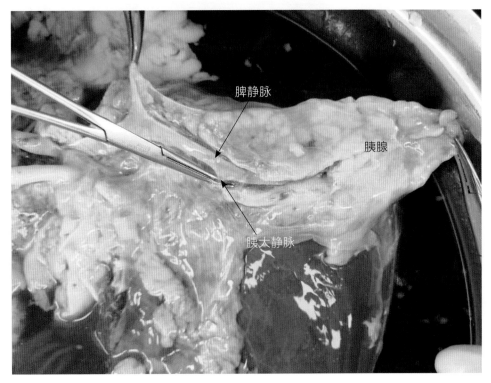

图 4.62　脾静脉与胰大静脉

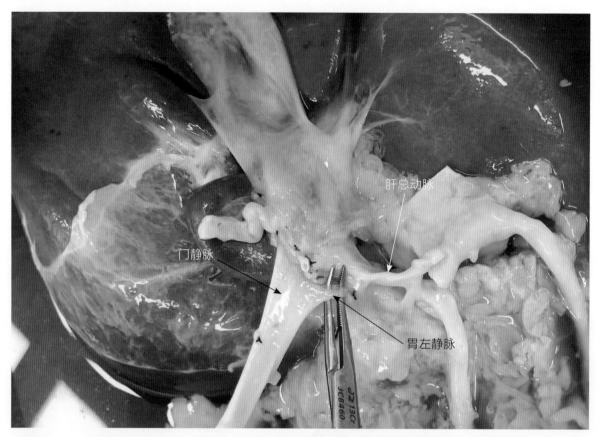

图 4.63　门静脉发出胃左静脉

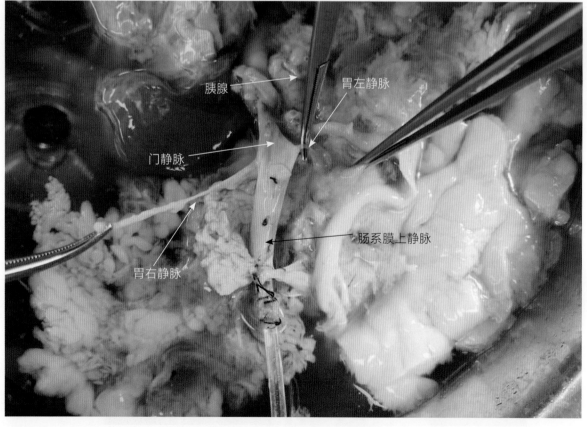

图 4.64　胃右静脉注入门静脉

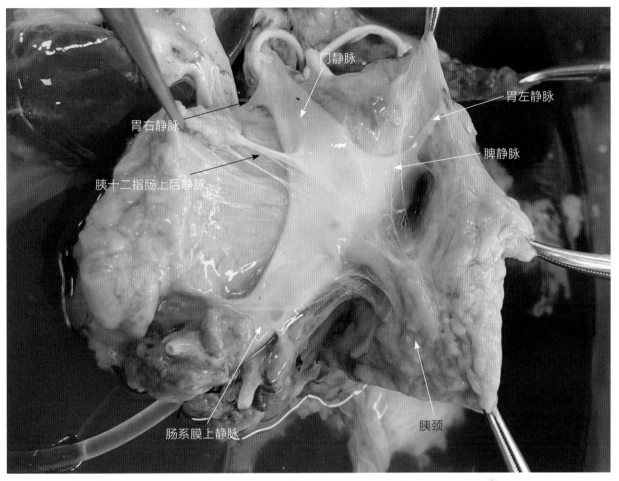

图 4.65　胃右静脉注入肠系膜上静脉

　　肝硬化门静脉高压的患者，可经颈静脉肝内门体分流术（TIPS）联合胃左静脉栓塞术（LGVE）治疗肝硬化并发食管胃底静脉曲张破裂出血。

　　胰十二指肠切除术中，了解肠系膜下静脉和胃左静脉的解剖走行，选择恰当的手术方式，可减少手术并发症的发生。

八、海德堡三角

　　海德堡三角是指肠系膜上动脉、肝总动脉与肠系膜上静脉、门静脉所组成的三角形区域（图 4.66~4.70）。

　　海德堡三角是 2017 年由德国海德堡大学医院团队所提出的，他们的研究发现，该三角形区域是肿瘤局部复发的高发区。通过清除这一区域内所有的淋巴组织、血管及神经组织，可以最大限度降低局部复发率，改善患者预后。

　　晚期胰腺癌新辅助化疗后，手术过程中施行了对以门静脉、肠系膜上静脉、肝总动脉、腹腔干和肠系膜上动脉为边界的三角区内的神经纤维及淋巴结组织的彻底清扫，可以最大限度降低肿瘤的局部复发率，改善患者预后。

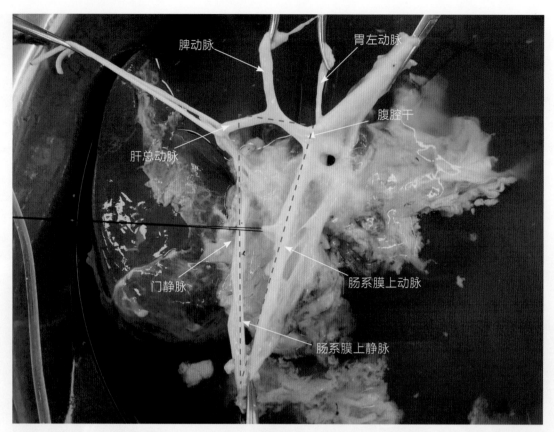

图 4.66　海德堡三角的范围图

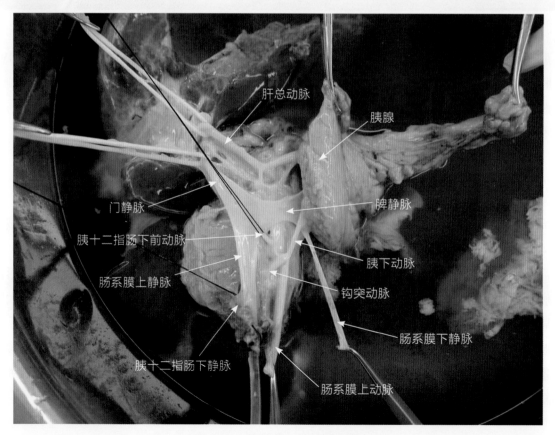

图 4.67　海德堡三角周围血管

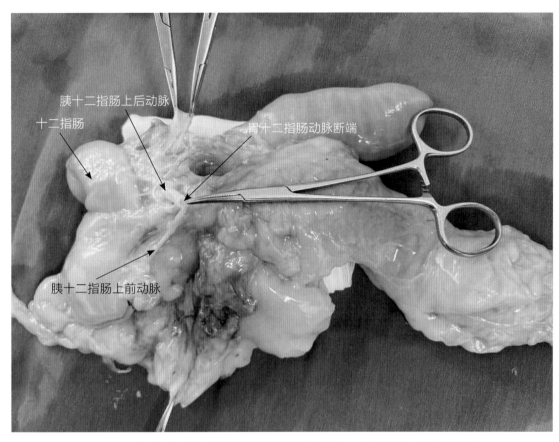

图 4.68　保留十二指肠的胰头切除术中离断胃十二指肠动脉，切除胰头前

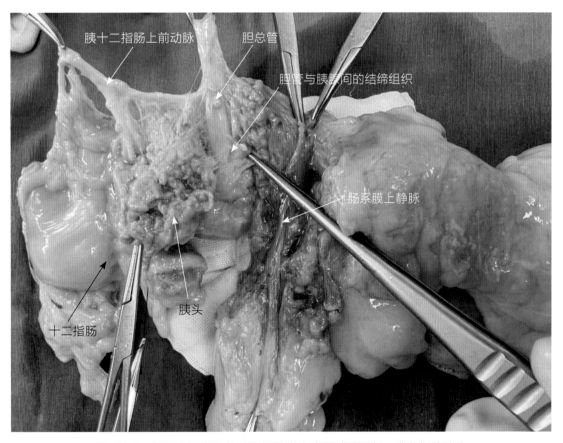

图 4.69　保留十二指肠的胰头切除术中离断胰腺颈部，准备切除胰头

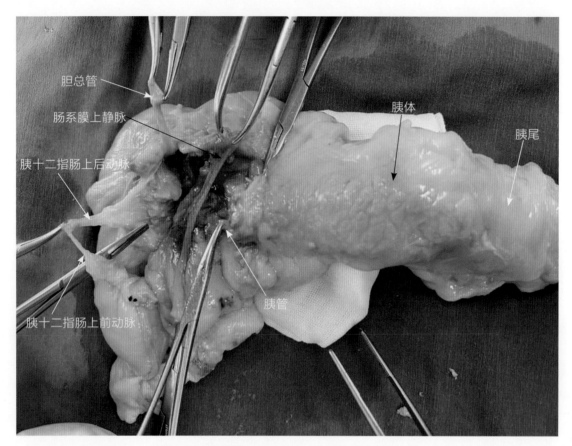

图 4.70　保留十二指肠的胰头切除术切除胰头后

九、保留十二指肠的胰头切除术

对于胰头、胆管下端和壶腹部良恶性肿瘤以及慢性胰腺炎等疾病来说，在进行评估可切除的情况下，外科手术治疗仍然是目前首选的治疗手段。其中最为经典的胰腺手术方式是胰十二指肠切除术。但该类手术切除器官较多，操作范围较大，且涉及多组消化道的重建，致使其手术难度高、风险大，术后胰瘘、出血、腹腔感染等近期、远期并发症发生率高，严重影响患者的生存生活质量。在这样的背景下，有学者提出了一种新的术式，即保留十二指肠的胰头切除术。该术式在保证全切或次全切胰头的同时，维持了远端胃、十二指肠、空肠、胆管等消化道的连续性及完整性，大大提高了患者的生活质量。笔者团队通过对废弃胰腺模拟保留十二指肠胰头切除术的手术过程，向读者展示了该手术的一些解剖重点。

第 5 章　大鼠肝移植的解剖学

1968 年，Starzl 等通过建立体外静脉 – 静脉转流施行了人体的第 1 例原位肝移植。此后，肝移植技术日趋成熟并广泛应用于临床，现已成为治疗临床终末期肝脏疾病和急性暴发性肝功能衰竭的最有效方法之一。20 世纪 70 年代，大鼠原位肝移植（rat orthotopic liver transplantation，ROLT）模型获得了成功。此后，移植物如何获得有效的免疫耐受、肝脏热缺血和冷缺血后再灌注损伤、移植物如何保存等研究便在此模型的基础上展开，并迅速发展起来。学者们不断创新和完善 ROLT 模型，使得模型的建立越来越稳定，为临床肝移植的研究提供了基础模型。建立 ROLT 模型的手术方式日趋成熟和稳定，术者熟练的手术操作能力及血管吻合技术对建立良好的 ROLT 模型至关重要。

ROLT 模型是研究器官保存、肝脏缺血再灌注、免疫抑制剂、移植排斥反应及免疫耐受机制等方面最常采用的动物模型。它与普通大型动物模型相比有许多优点：①可以应用显微技术及套管技术建立一个稳定可靠的实验模型；②可以选择有大批基因型明确的纯系大鼠；③大鼠繁殖快、成本较低、不易被细菌感染；④术后并发症与大动物基本相似等。

ROLT 是一种常用的移植模型。虽然在大型实验动物（如狗和猪）中进行肝移植在技术上更容易，但大鼠仍是实验肝移植最重要的对象。本章主要阐述了 ROLT 中血管吻合、胆管重建等关键技术以及相关重要解剖部位的显露。

精细的术中操作及解剖部位识别是外科手术的必要前提。通过研究大鼠的解剖结构，可以为基础研究和临床实践提供重要的参考。

第 1 节　供体手术

1. 供体大鼠采用小动物麻醉剂 + 异氟烷行吸入麻醉。麻醉起效后，刮去腹部及胸部正中的鼠毛备皮，并用碘伏涂擦消毒。取腹部大十字形切口，辅以固定拉钩充分暴露手术视野。开腹后的腹部脏器整体观、肾上腺、肾动静脉、肾上腺血管、后腹膜、胃短血管显露见图 5.1~ 图 5.7。

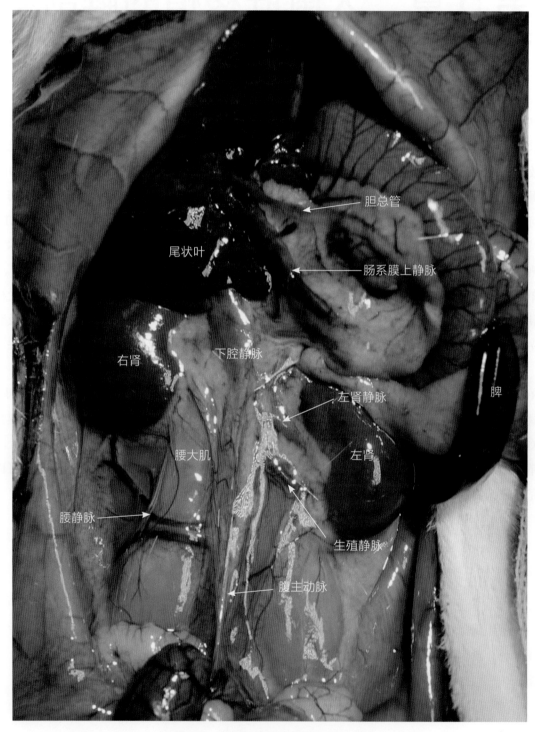

图 5.1 供体开腹后腹部脏器整体观

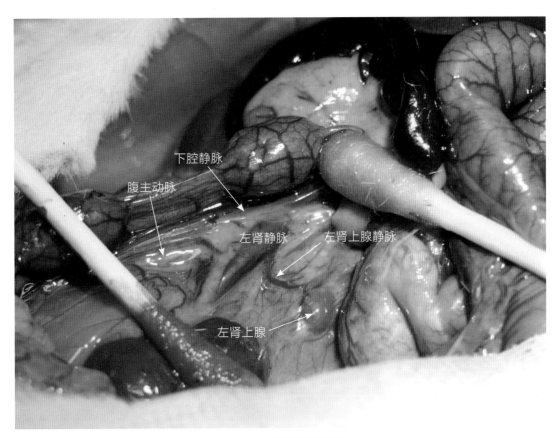

图 5.2　显露左肾上腺

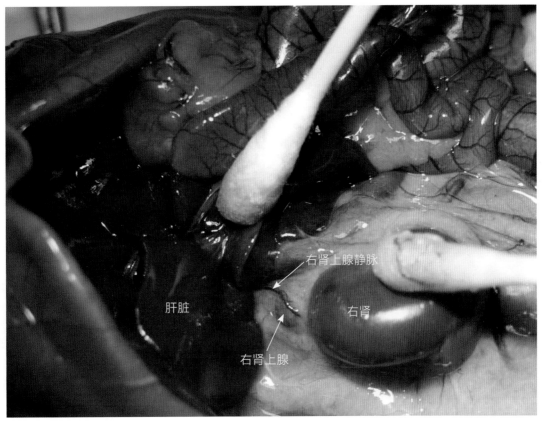

图 5.3　显露右肾上腺

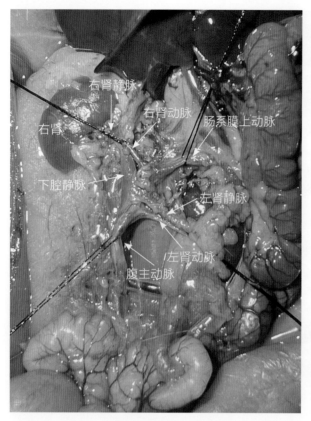

图 5.4　显露肾动静脉

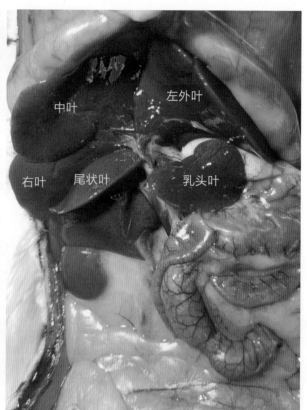

图 5.5　肝脏分叶

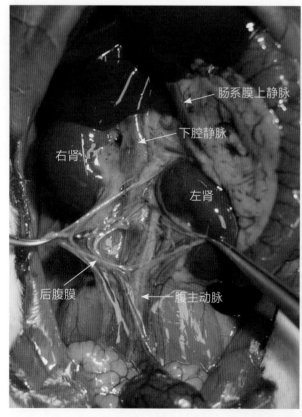

图 5.6　显露后腹膜

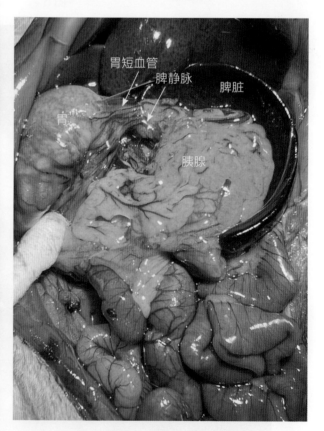

图 5.7　显露胃短血管

2. 切断肝镰状韧带，用 7–0 号血管缝线结扎并离断左膈下静脉（图 5.8，图 5.9）。

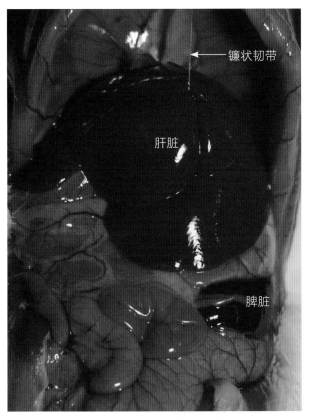

图 5.8　解剖镰状韧带

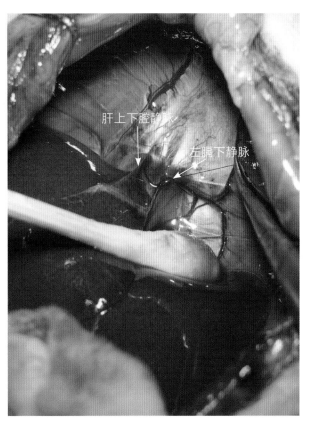

图 5.9　结扎左膈下静脉

切断左三角韧带、肝胃韧带（图 5.10），使肝尾叶完全游离。结扎离断肝脏左后方的食管静脉丛（图 5.11），用湿盐水纱布覆盖肠管并向左下方推移。

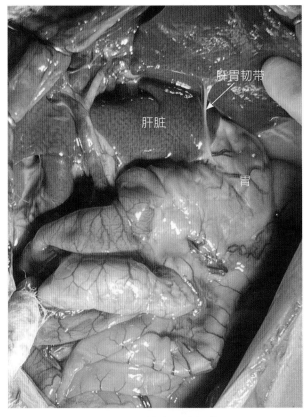

图 5.10　游离肝胃韧带

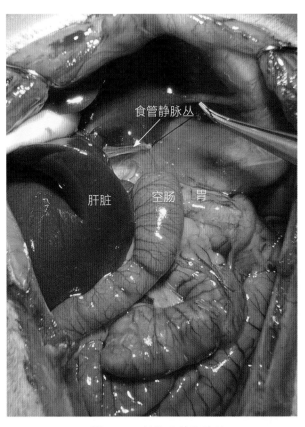

图 5.11　结扎食管静脉丛

3. 适度分离显露胆总管（图 5.12）。

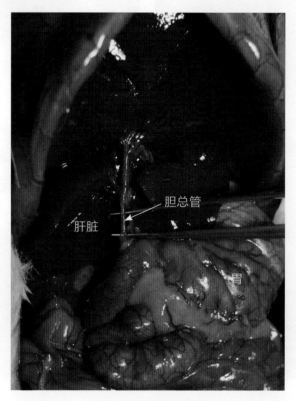

图 5.12　游离胆总管

过线后用蚊式钳钳夹两线头并向大鼠尾侧牵引，使胆总管保持一定张力。向近肝侧胆道插入胆管支架 0.5~0.7cm，结扎固定后将胆总管远端切断（图 5.13）。一端结扎线预留 1cm 左右，以便与受体侧吻合时打结固定（图 5.14）。

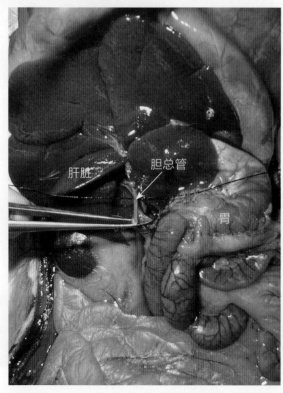

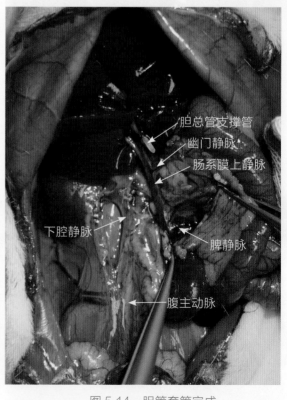

　　　　　图 5.13　胆管置入　　　　　　　　　　图 5.14　胆管套管完成

4.用头皮针连接冷灌注液（0~4℃），将头皮针从左右髂动脉分叉处穿入腹主动脉，用血管夹固定于腹主动脉上，灌洗液流出后开放灌注（图 5.15，图 5.16）。

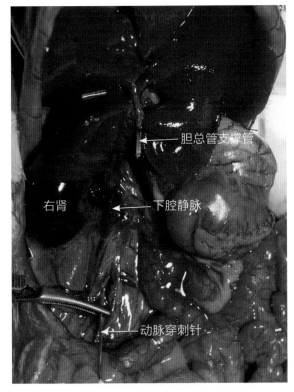
图 5.15　腹主动脉穿刺

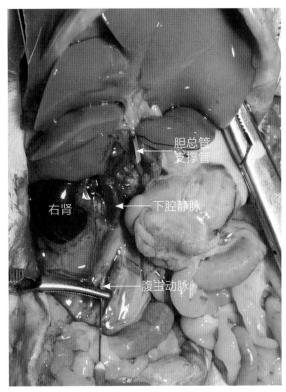
图 5.16　供肝灌注

5.用蚊式钳钳夹阻断胸主动脉，用剪刀剪破心脏放血，在胸腔内放置一冰块，大鼠肠管置碎冰辅助降温，灌注后肝脏如图 5.17 所示。

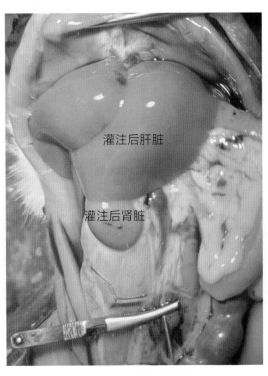
图 5.17　灌注后肝脏

6. 解剖游离显露出第一肝门、门静脉及其分支（图 5.18，图 5.19）。

尽可能地剥去腹腔周围血管上的多余组织，显露腹主动脉及幽门静脉；在幽门静脉汇入门静脉入口远端 0.1 cm 处结扎幽门静脉并离断（图 5.20~图 5.22）。

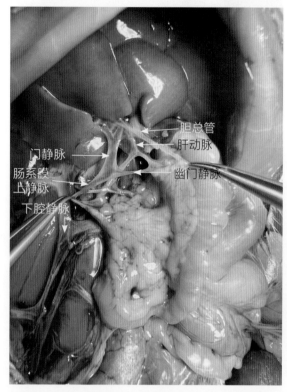

图 5.18　显露三管

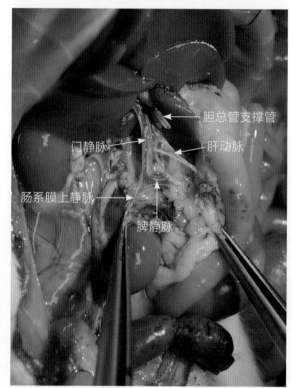

图 5.19　显露门静脉

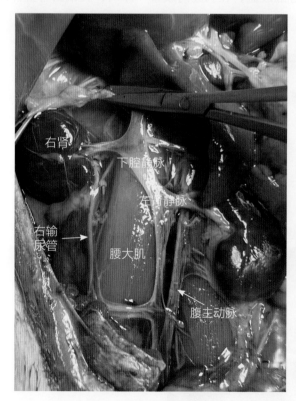

图 5.20　显露腹主动脉

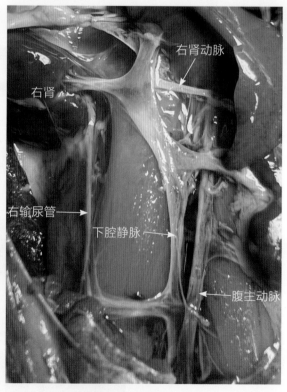

图 5.21　显露腹主动脉

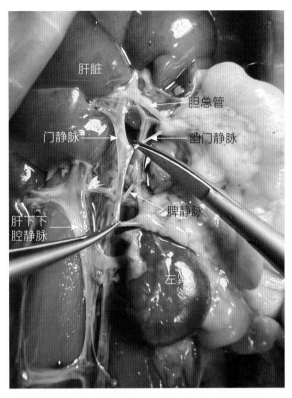

图 5.22　显露幽门静脉并离断

　　7. 解剖显露右肾上腺静脉，远离肝后下腔静脉，用 4-0 号缝线将右肾上腺静脉近端和远端双结扎，在中间离断；游离肝下下腔静脉至平左肾静脉下方约 0.5cm 的范围，包括右肾静脉。在距右肾静脉和下腔静脉汇合 0.1cm 处用 4-0 号缝线结扎右肾静脉，离断远端；在左肾静脉与下腔静脉汇合处剪开血管，便于套管操作（图 5.23，图 5.24）。

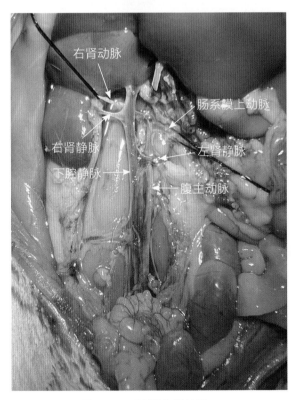

图 5.23　显露右肾静脉

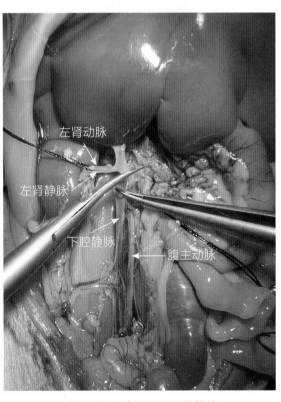

图 5.24　离断肝下下腔静脉

8. 暴露肝上下腔静脉，在距肝上缘超过 0.2cm 处紧贴膈肌切断肝上下腔静脉和肝后韧带，随即将肝脏放入预先准备好的修肝盆中。修肝盆需置于冰盒上，保存液温度保持在 0~4℃，盆与冰面之间置一纱布防止修肝盆保存液结冰，液体量以完全淹没供体肝脏为标准（图 5.25）。

9. 安置肝下下腔静脉套管。将 8F 医用人股动脉穿刺鞘管修剪成带柄的长约 0.5cm 的套管，管柄长约 0.2cm。将右肾静脉结扎点外翻于套管（IVC Cuff）的蚊式钳尖侧，即肝脏正常位置的右侧（图 5.26）。

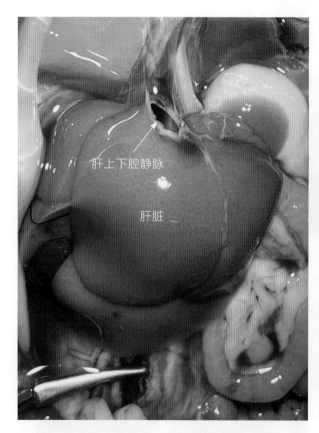

图 5.25　肝上下腔静脉离断

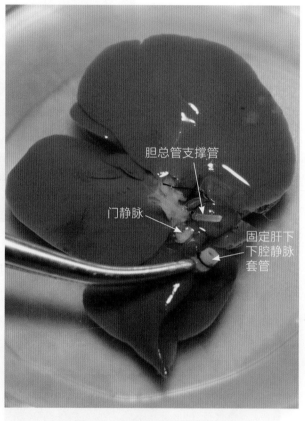

图 5.26　肝下下腔静脉套管

10. 门静脉套管安置：将 6F 医用人股动脉穿刺鞘管修剪成带柄的长约 0.5cm 的套管，管柄长约 0.2cm。以两把显微镊配合，使门静脉经过 PVCuff 腔内后外翻于管体上，将幽门静脉结扎点翻出套管外侧；同时将结扎点外翻于蚊式钳的柄侧，并用细丝线环扎固定在套管上（图 5.27）。

11. 吊线。充分暴露肝脏膈面的肝上下腔静脉吻合口，用准备好的 8-0 号血管缝合线在吻合口的左右各悬吊一根。左侧以左隔静脉结扎点为标识，将此点作为左侧悬吊线的位点；正对的右侧为右边悬吊线的位点。悬吊线的进针方向由外向里，出针后打结固定留出约 2cm 长的尾线，每根线长约 8cm 左右。这样缝合线不容易缠绕，吻合后与两侧尾线打结较易操作；套管结束（图 5.28）。

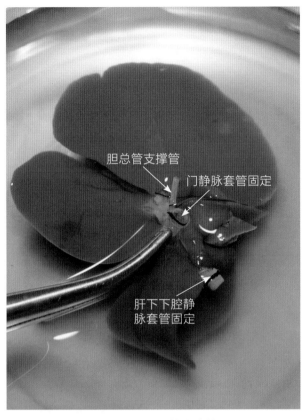

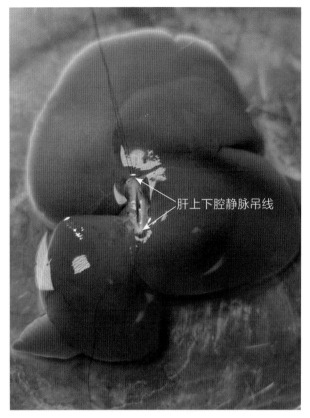

图 5.27　门静脉套管　　　　　　　　　　　图 5.28　肝上下腔静脉吊线

第 2 节　受体手术

1. 当供体术者完成胆道支撑管放置后，受体术者便开始受体手术。受体开腹前 15min 给予阿托品 0.03~0.04 mg 皮下注射。采用与供体手术相同的方法备皮、消毒。

2. 游离肝周韧带。取长约 6cm 的腹部正中直切口，用自制的腹腔拉钩向两侧拉开，剑突用血管钳钳夹后向大鼠头侧牵拉，以充分暴露手术视野。游离切断肝脏镰状韧带及左三角韧带；游离左膈下静脉，靠近膈肌侧用细丝线结扎并切断；离断食管静脉丛，游离左冠状韧带至肝上下腔静脉与膈肌交界处；游离乳头叶及其周围的韧带；显露出第一肝门（图 5.29，图 5.30）。

仔细游离出肝动脉后用细丝线结扎，靠近肝侧切断（图 5.31）。

游离出胆管的左右分支并用细丝线结扎，在结扎点外侧切断；解剖游离门静脉主干近心端上的多余组织；游离右肾上腺静脉之间及肝下下腔静脉周围的脂肪组织；用 4-0 号丝线紧靠肝后下腔静脉结扎右肾上腺静脉及腰静脉（图 5.32，图 5.33）。

3. 悬吊肝上下腔静脉，阻断肝下下腔静脉与门静脉。门静脉冲肝后，夹闭肝上下腔静脉（图 5.34~图 5.36）。

用 2 mL 的注射器，内装有约 2.5 mL 的无菌平衡液，使用 1 mL 注射器的针头，将针头扭曲约 120° 以便穿刺及注射。将肝脏的位置摆正，避免游离后的肝叶翻转或扭曲；将针头插入门静脉的主干内，然后缓慢推入 2.5 mL 无菌平衡液行门静脉驱血，此时肝脏颜色变成土黄色（图 5.37）。

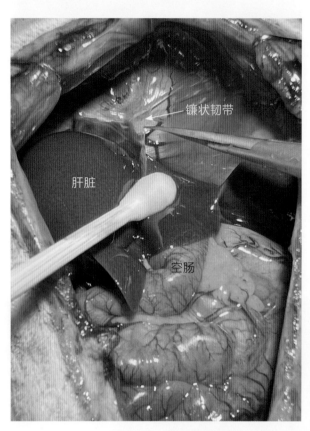

图 5.29　游离肝周韧带

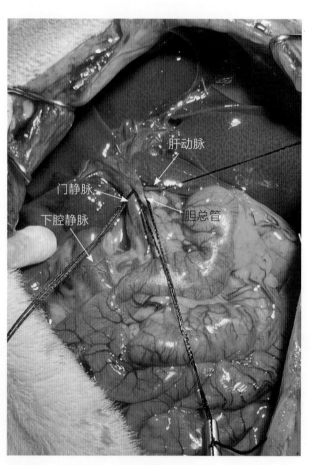

图 5.30　显露第一肝门

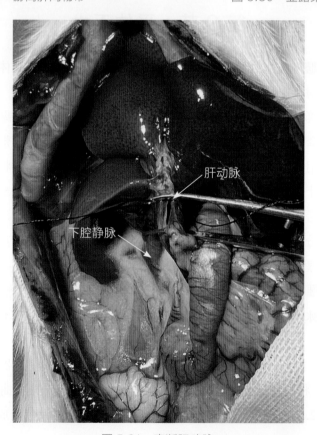

图 5.31　离断肝动脉

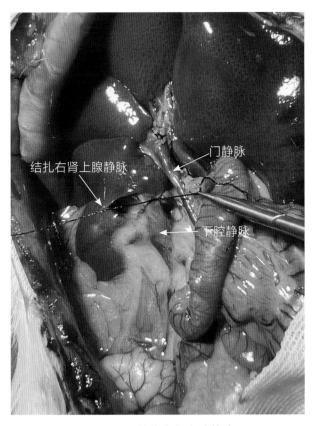

图 5.32　结扎右肾上腺静脉

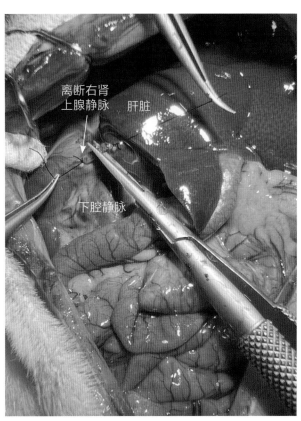

图 5.33　离断右肾上腺静脉

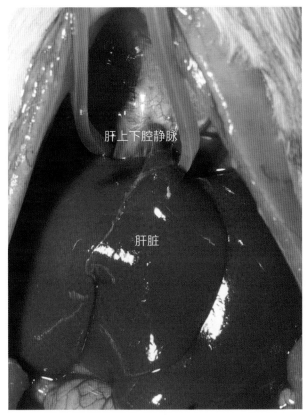

图 5.34　悬吊肝上下腔静脉

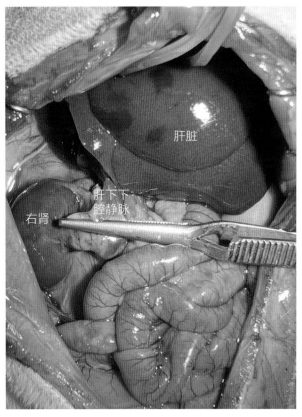

图 5.35　阻断肝下下腔静脉

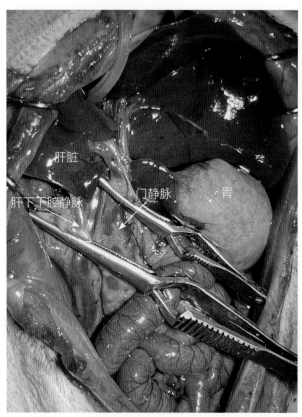
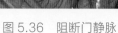

图 5.36　阻断门静脉

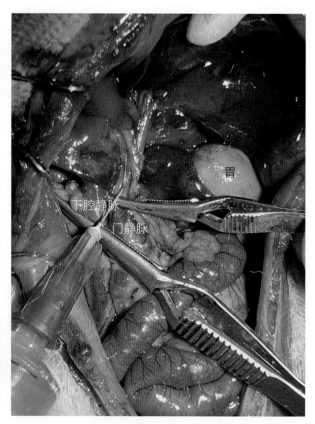

图 5.37　门静脉驱血

4. 切除肝脏。门静脉驱血后立即用精细血管钳阻断肝上下腔静脉，注意阻断时将肝脏向下拔，用血管钳钳夹宽 2.0~3.0 mm 的一部分膈肌；然后紧贴肝侧整齐剪断肝上下腔静脉；将肝尾状叶和右叶主干门静脉与肝左叶和中叶主干门静脉的交界处修剪成喇叭口；在右肾上腺静脉和腰静脉结扎点以上切断肝下下腔静脉；此时要适当带约 2 mm 的肝组织，使肝下下腔静脉保留足够的长度并保持一定的张力，以利于套管。移去切下的肝脏（图 5.38~ 图 5.40）。

5. 植入供肝。采用经典原位肝移植。双人配合操作。助手使用显微镊提起供肝肝上下腔静脉的缝合线，将肝从保存液中取出放置于肝窝内，摆好肝脏的位置，在受体背部垫入一 2mL 的注射器，以利于吻合口的充分暴露。然后以受体左膈静脉为标志，用预先悬吊好的血管缝线对位 8 字形外翻吻合左右两个点，以防止吻合口扭转。

自左向右在腔内连续外翻缝合肝上下腔静脉的后壁，至右侧缝线固定点出针至前壁，并与供肝缝合线尾线打结；然后用右侧定点血管缝合线从右侧向左侧连续外翻吻合肝上下腔静脉的前壁至左侧缝线固定点位置并超一针，与左侧供肝缝合线尾线打结（图 5.41~ 图 5.43）。

在吻合前壁的过程中，用带肝素的保存液冲洗肝静脉 2~3 次，以驱除肝静脉内的空气，防止空气栓塞。吻合完毕后将左右拉钩和剑突的牵拉血管钳松开，将门静脉的位置摆正。助手右手用血管钳钳夹门静脉套管柄，柄位于门静脉的正前方，然后用准备好的加肝素的生理盐水冲洗受体门静脉和供体门静脉套管。

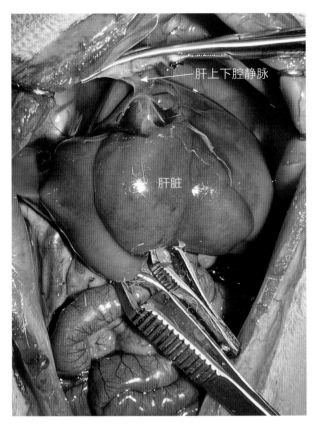

图 5.38　离断受体肝上上腔静脉

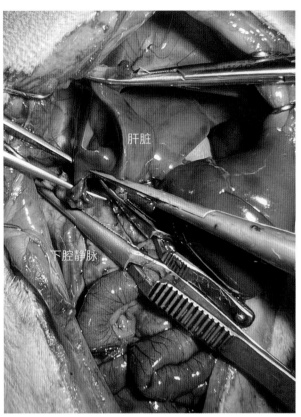

图 5.39　离断受体肝

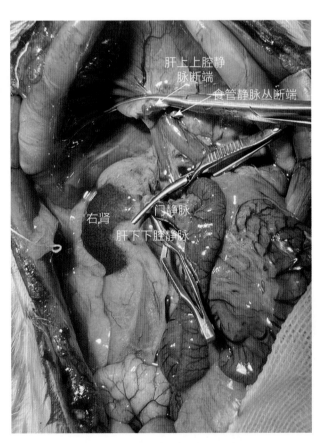

图 5.40　受体肝切除后肝床

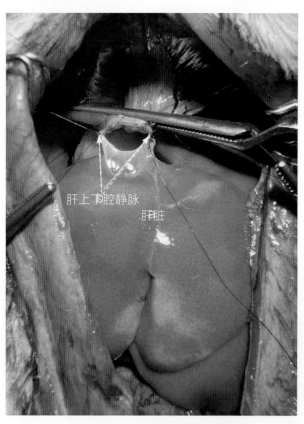

图 5.41　定点悬吊下腔静脉

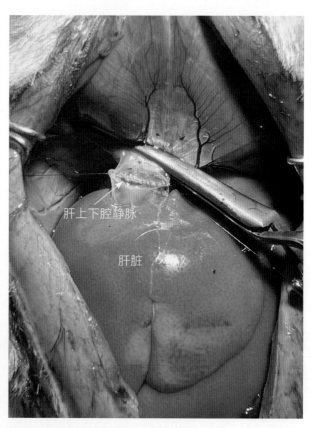

图 5.42　吻合静脉后壁

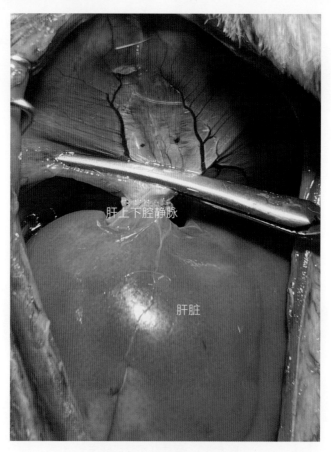

图 5.43　吻合静脉前壁

　　主刀者两手各持一把显微镊，分别夹住受体门静脉的左右侧，助手左手持显微镊轻轻提起受体门静脉的前壁，右手将供体门静脉套管缓慢而精准地插入受体门静脉内，并尽可能插到最深位置。此时助手左手持显微镊夹住受体门静脉，避免套管滑脱；主刀者迅速用 4–0 号缝线在套管上打结。此结要尽量靠近供体门静脉套管口，随即开放门静脉血流。找到肝下下腔静脉套管，用血管钳夹住套管柄，摆正位置，见到有血液从套管口出来时便放开肝上下腔静脉的阻断钳，结束无肝期。用与门静脉套管同样的方法套好肝下下腔静脉并开放。

　　用准备好的 40℃ 左右的无菌生理盐水在肝脏及胃肠道上进行浇灌复温。打开手术床的加热垫开关，复温成功可见肝脏颜色红润，胆管内有胆汁流出。肠管蠕动增强，肠壁及肠系膜由紫变红，说明门静脉通畅，肝脏血流重建成功。主刀者用两把显微镊提起左右支胆管的结扎线，助手用显微剪于左右胆管的汇合处剪开胆管；主刀者将结扎线向外侧牵引，暴露套管入口，助手用显微镊夹住供体胆管套管，快速将其套入受体胆管（图 5.44，图 5.45）。

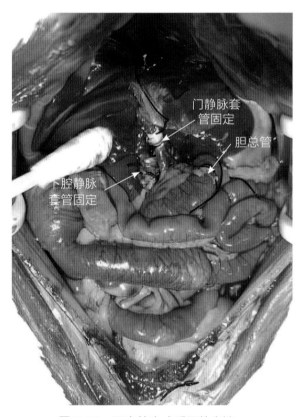
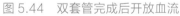

图 5.44　双套管完成后开放血流

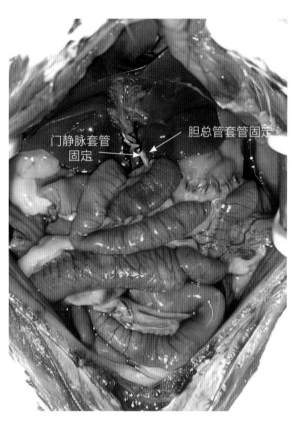

图 5.45　胆管套管完成

　　用 4–0 号细丝线打结固定，再与供体胆管固定线打结。用自制吸引器吸出腹腔内冲洗液，最后再用 20mL 温盐水浇灌肝脏和冲洗腹腔并吸引干净；检查无出血后用无菌棉球蘸干腹腔，用 2–0 号缝线由上向下全层关腹。

　　视大鼠的手术情况，从大鼠阴茎背静脉注入约 1.5mL 的混合液，即复方氯化钠注射液、5% 碳酸氢钠液和地塞米松按 1mL ：1mL ：1mg 的比例配置而成。

参考文献

[1]   Baskaran V, Banerjee JK, Ghosh SR, et al. Applications of hepatic round ligament/falciform ligament flap and graft in abdominal surgery–a review of their utility and efficacy. Langenbecks Arch Surg. 2021, 406(5):1249–1281.

[2]   Basukala S, Thapa N, Tamang A, et al. Rouviere's sulcus – an anatomical landmark for safe laparoscopic cholecystectomy: a cross–sectional study[J]. Ann Med Surg (Lond),2022,75:103404.

[3]   Cawich SO, Gardner MT, Shetty R, et al. Clinically oriented classification of anatomic variants of the umbilical fissure for ligamentum teres in the human liver[J]. Cureus, 2021,13(6):e15460.

[4]   Cawich SO, Gardner MT, Shetty R, et al. Human liver umbilical fissure variants: pons hepatis (ligamentum teres tunnel)[J]. Surg Radiol Anat, 2021,43(5):795–803.

[5]   Choi TW,Chung JW, Kim HC,et al. Anatomic variations of the hepatic artery in 5625 Patients. Radiol Cardiothorac Imaging,2021,3(4):e210007.

[6]   Chu XH, Zhao YK, Shan XD, et al. Arantius' ligament approach for the laparoscopic left hemihepatectomy. Hepatobiliary Pancreat Dis Int,2021,20(3):288–292.

[7]   Desai GS, Pande PM. Gastroduodenal artery: single key for many locks. J Hepatobiliary Pancreat Sci,2019,26(7):281–291.

[8]   Elsamaloty M, Schupp E, Ismail A,et al. A rare anatomic variant of double replaced hepatic arteries: a case report and brief review of the anomalous hepatic vasculature literature. Am J Case Rep,2021,22:e930990.

[9]   Kung JWC, Chong CCN, Lee KF,et al. Novel use of the falciform ligament for reconstruction of the inferior vena cava and its tributary. J Vasc Surg Cases Innov Tech. 2021,7(3):425–428.

[10]   Ikegami T, Onda S, Taniai T, et al. Arantius' ligament approach to middle hepatic vein in laparoscopic extended medial segmentectomy (with video). Ann Surg Oncol,2021,28(13):8242–8243.

[11]   Ishii T, Seo S, Ito T, et al. Structure and surgical dissection layers of the bare area of the liver. BMC Surg,2020,20(1):172.

[12]   Janssen BV, van Laarhoven S, Elshaer M,et al. Comprehensive classification of anatomical variants of the main biliary ducts. Br J Surg, 2021,108(5):458–462.

[13]   Jha AK, Dewan R, Bhaduria K. Importance of Rouviere's sulcus in laparoscopic cholecystectomy[J]. Ann Afr Med,2020,19(4):274–277.

[14]   Mamone G, Miraglia R. The "expanded gallbladder fossa sign" in liver cirrhosis. Abdom Radiol (NY), 2019,44(3):1199–1200.

[15] Meng L, Cai H, Cai Y,et al. Wrapping the stump of the gastroduodenal artery using the ligamentum teres hepatis during laparoscopic pancreaticoduodenectomy: a center's preliminary experience. BMC Surg, 2021,21(1):70.

[16] Schneider M, Strobel O, Hackert T,et al. Pancreatic resection for cancer-the Heidelberg technique. Langenbecks Arch Surg,2019,404(8):1017-1022.

[17] Sureka B, Sullere A, Singh Khera P. CT Quadrate Lobe Hot Spot Sign. Middle East J Dig Dis[J].2018,10(3):192-193.

[18] 戴朝六,贾昌俊.肝门板解剖的临床意义和应用 [J].中国实用外科杂志,2019,02:122-126.

[19] 丁轶人,江涌,赵伟,等.腹腔镜治疗胰体尾良性与低度恶性肿瘤的临床体会 [J].腹腔镜外科杂志,2020,05:368-373.

[20] 董家鸿,杨世忠,冯晓彬.论围肝门外科 [J].中国实用外科杂志,2019,02:110-112.

[21] 杜彬,付元山,段伟宏.肝裸区及周围结构特点与临床应用研究进展 [J].中国临床解剖学杂志,2019,01:113-115.

[22] 冯伟,汪启乐,王盛,等.腹腔镜胰十二指肠切除术经验初探 [J].肝胆胰外科杂志,2020, 32(07):403-407.

[23] 葛子强,张显赫,孙心雨,等.肝右静脉分支的分布规律及其对循肝静脉解剖性肝切除术的临床意义 [J].中华肝胆外科杂志,2023,02:91-96.

[24] 黄申锋,林家军,蔡治方,等.带血管蒂肝圆韧带全程覆盖成功修复肝胆总管横断缺损 1 例 [J].局解手术学杂志,2022,01:90-92.

[25] 黄孝伦,邹海波,赖春友,等.海德堡三角清扫胰十二指肠切除术治疗胰头癌的临床疗效 [J].中华消化外科杂志,2022,04:500-506.

[26] 刘剑鸣,易为民,彭创,钟振东,刘苏来,吴金术.肝方叶切除联合肝门胆管高位劈开整形在肝门胆管狭窄合并结石中的应用 [J].中国普通外科杂志,2020,02:198-203.

[27] 刘荣.胰腺手术中的"隧道构建"策略 [J].中华腔镜外科杂志 (电子版),2018,04:193-195.

[28] 刘荣,刘渠,王子政,等.胰管 (修复) 外科的理论及实践 [J].科学通报,2023,18:2376-2387.

[29] 齐然,邢雪.肝静脉在精准肝切除和肝移植外科的应用研究进展 [J].临床普外科电子杂志,2018,01:31-36.

[30] 施祥德,刘超.Cantlie 线的发现与联合肝脏离断和门静脉结扎的分阶段肝切除术 [J].中华肝脏外科手术学电子杂志,2017,05:351-352.

[31] 舒强,刘小玲,徐波.Glisson 蒂横断法与 Pringle 法在肝细胞癌肝切除术中的应用效果 Meta 分析 [J].中国普通外科杂志,2022,01:42-54.

[32] 宋天强.肝脏解剖分区及命名的历史演变与展望 [J].中国实用外科杂志,2018,04:470-472.

[33] 谭志健,沈展涛,陈桂豪,等.腹腔镜胰十二指肠切除术中钩突处理技巧 [J].中国实用外科杂志,2022,42(05):535-538.

[34] 滕达,许悦,杨青松,等.Rouviere 沟引导下精准胆囊三角解剖技术在腹腔镜胆囊切除术中的应用 [J].肝胆胰外科杂志,2021,33(10):618-622.

[35] 王坚,冯浩.围肝门区域外科技术临床应用路径中国专家共识（2020 版）[J].中国实用外科杂

志 ,2020,06:626-633.

[36] 王琦 , 于德新 , 王毅 , 等 . 膈下静脉在后腹腔镜单层面下左侧肾上腺切除术中的应用价值 [J].
中华腔镜泌尿外科杂志 (电子版),2018,12(02):90-93.

[37] 温富凯 , 张宇 , 崔逸峰 , 等 . 人体肝脏前裂静脉的解剖学特点 [J]. 中华消化外科杂志 ,2022,12:
1547-1552.

[38] 肖亮 , 周乐杜 . 肝脏膜结构再认识及在腹腔镜肝切除术中的应用 [J]. 中国普通外科杂志 ,2022,
01:1-7.

[39] 谢文强 , 邓弘扬 , 魏丰贤 , 等 . 腹腔镜胆囊切除术的研究现状 [J]. 临床肝胆病杂志 ,2020,05:
1190-1192.

[40] 谢于 , 王振海 , 张东坡 , 等 . 可视化 3D 影像辅助下对肝脐裂静脉的认识 [J]. 中国临床解剖学杂
志 ,2020,05:559-561.

[41] 徐建威 , 展翰翔 , 王磊 . 胰腺中段切除术及其微创手术技巧 [J]. 协和医学杂志 ,2019,04:317-321.

[42] 杨雨霏 , 邢雪 . 肝右后下静脉在肝脏外科中的临床应用进展 [J]. 中国普外基础与临床杂
志 ,2019,03:374-379.

[43] 依布拉音·艾尼 , 蒋铁民 , 温浩 . 肝圆韧带在腹部手术中的应用及研究进展 [J]. 中国实用外科
杂志 ,2023,02:211-215.

[44] 余德才 . 肝脏膜性解剖及 Laennec 入路解剖性肝切除 [J]. 中华腔镜外科杂志 (电子版),2019,
06:332-336.

[45] 张俊立 , 韩广森 , 马鹏飞 , 等 . 胃十二指肠动脉入路法在腹腔镜下进展期胃下部癌 No.5、
No.12a 组淋巴结清扫中的应用 [J]. 中国微创外科杂志 ,2020,07:586-589.

[46] 周环宇 , 杜彬 , 曲美景 , 等 . 胰腺系膜的解剖认识、胚胎发生和临床意义 [J]. 解剖学杂志 ,2019,
01:71-73.